Allergie kompakt

Was Sie schon immer zur Allergie wissen wollten, leicht verständlich

Dr. Rüdiger Wahl, Dr. Margrit Fooke-Achterrath
Zeichnerin Anjetta Friebel

Dustri-Verlag Dr. Karl Feistle GmbH & Co. KG,
Postfach 1351, 82034 Deisenhofen bei München
Druck: Esser printSolutions GmbH, Egolding
Printed in Germany
gedruckt auf säurefreiem, chlorfrei gebleichtem Papier
ISBN 978-3-87185-601-3

Inhaltsverzeichnis

Prolog

In short, informative chapters all important points to allergy will be mentioned. For the authors it is very important that it will be easy to understand. Nearly all important aspects of allergy will be mentioned. They are especially experts in Type I allergy, therefore they keep an eye on the IgE mediated allergy.
The little book starts with the history of allergy and goes from allergens, diagnosis, therapy, molecular allergology, cross reactivity, to methods of the complementary medicine. Special case reports make allergy more visible for the reader. But also methods used in the allergy laboratory will be mentioned. Informations are given for example to the EAST-inhibition test and Westernblot.
Based on the current discussion the influence of climate change and energy crisis on allergic disease will be mentioned. It will be speculated which new allergens we will have in the future.
A lot of chapters include tables, figures and nice drawings. Which substantiates the different topics.
Although it is "easy" written the scientific basis won't get leaved. They have knowledge to allergy for over 40 years and this can be seen in each chapter. When you are done reading the little book you can say the title Allergy compact" was right. Convince yourself.

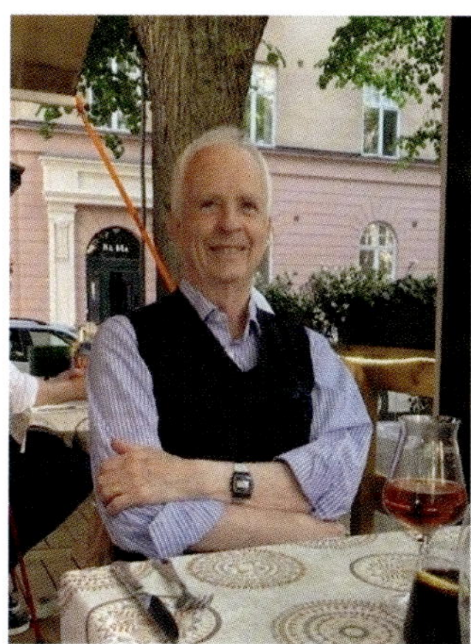

Professor S.G.O. Johansson, Karolinska Institut, Schweden
„The Father of IgE"

Vorwort

In kurzen, informativen Abschnitten werden alle wichtigen Informationen dargelegt. Für die Autor*innen ist es wichtig, dass Information einfach zu verstehen sind. Nahezu alle wichtigen Aspekte zum Thema Allergie werden angesprochen. Die Autoren sind vor allem Experten auf dem Gebiet der Typ I Allergien, deshalb haben sie ein besonderes Augenmerk auf die IgE mediierten Allergien gelegt.

Das kleine Buch fängt mit der Geschichte der Allergie an und wandert über Allergene, Diagnosen, Therapien, molekulare Allergologie und die Kreuzreaktivität auch zu Methoden der komplementären Medizin. Spezifische Fallberichte machen das Thema Allergie für die Leser*innen sichtbarer. Es werden auch Methoden, die in Allergielaboren verwendet werden, erwähnt. Spekulationen über neue Allergene, die in der Zukunft entdeckt werden könnten, werden angestellt.

Viele Kapitel beinhalten Tabellen, Graphiken und schöne Zeichnungen, welche die verschiedenen Themen ergänzen.

Obwohl es „einfach" geschrieben ist, wird die wissenschaftliche Basis nicht verlassen. Der Autor*innen sammeln seit über 40 Jahren Erfahrung auf dem Gebiet der Allergien. Diese Erfahrungen können in den einzelnen Kapiteln gefunden werden.

Wer das Buch fertiggelesen hat, der kann sagen, dass der Titel „Allergie kompakt" richtig ist.

Überzeugen Sie sich selbst

Historie der Allergie

Allergie leitet sich aus dem Griechischen ab von allos ergon. Darunter versteht man die Bereitschaft zu andersartigen, vom Normalen abweichenden Reaktionen.
Vom ägyptischen König Menes war bekannt, dass er an einem anaphylaktischen Schock (Kreislaufzusammenbruch) aufgrund eines Insektenstichs verstarb.
1570 wurde von einer Katzenallergie berichtet, d.h. Personen (sie wussten nicht, dass sie Katzenallergiker waren) bekamen allergische Symptome, wie Bläschen auf der Haut und Atemnot, als sie einen Raum betraten, in dem sich Katzen aufhielten.
Richard III. von England war Erdbeerallergiker. Er bekam nach dem Genuss von Erdbeeren die typischen Symptome einer Nahrungsmittelallergie, wie Magendruck, Durchfall und asthmatische Beschwerden.
Die erste klinische Beschreibung des Heuschnupfens erfolgte 1819.
Im 19. Jahrhundert wurden schon beim Menschen die ersten Haut- und Provokationstests durchgeführt.
Die ersten wissenschaftlichen Belege für die Allergie und die Ermittlung, „wer "immunologisch für die Allergie beim Menschen verantwortlich ist, sind auf die bahnbrechenden Untersuchungen in den sechziger Jahren (1967) von Herrn Professor Gunnar Johansson (Schweden) und dem Ehepaar Ishizaka (USA) zurückzuführen. Zeitgleich entdeckten sie das IgE (Immunglobulin E) im Serum/Blut des Menschen. IgE stellte nicht nur die Basis für die Entwicklung von einer Vielzahl serologischer Tests dar, sondern führte ebenfalls dazu, dass die Allergie auch unter wissenschaftlichen Gesichtspunkten betrachtet und als Erkrankung ernster genommen wurde.
Auf der 20. Jahrfeier zur Entdeckung des IgE in Bad Lippspringe, eine ehemalige Hochburg der Allergologie in Deutschland, fragte Dr. Wahl Herrn Professor Johansson, warum das IgE erst so spät entdeckt wurde. Er antwortete, dies läge an der sehr geringen Konzentration des IgE im Blut/Serum des Menschen. Sie bewege sich nur im Nanogramm-Bereich. Vorher hätte man nicht die Möglichkeiten gehabt so geringe Konzentrationen im Blut/Serum des Menschen mit den verfügbaren Methoden zu detektieren.

Was sind Allergene?

Proteine (Eiweißstoffe)

Zu wenigstens 95% bestehen Allergene aus Eiweißstoffen (Proteinen), die die Allergien beim Menschen durch z.B. Inhalation auslösen können, die zur Typ Klasse I (IgE mediiert) zählen. Die Allergene unterscheiden sich u.a. in ihren Molekulargewichten und werden so auch überwiegend über die Molekulargewichte charakterisiert.

Die Allergene werden in Haupt-, Intermediär- und Minorallergene unterteilt. Ein Allergenextrakt muss, um Wirkung zu zeigen, wenigstens ein Hauptallergen enthalten, d.h. größer/gleich 50% der Allergiker müssen darauf allergisch reagieren/sensibilisiert sein; bei Intermediärallergenen sind es 25 – 50%, beim Minorallergen kleiner/gleich 25% der entsprechenden Allergiker.

Rekombinant (gentechnologisch) hergestellte Allergene

Um sich von der Natur unabhängig zu machen, werden schon sehr viele Allergene gentechnologisch hergestellt. Solche Allergene können in großen Mengen und hoch reproduzierbar hergestellt werden.
Meistens konzentriert man sich hier auf die rekombinante Herstellung der Hauptallergene wie z.B. von der Katze Fel d1, Hausstaubmilbe Der p1 und Der p 2, *Alternaria alternata* Alt a, Birke Bet v1 (ein kleiner Auszug).
Heutzutage liegen große Mengen an rekombinant hergestellten Einzelallergenen vor, die sehr vergleichbar mit denen aus der Natur sind (native Allergene), was auch Untersuchungen von Dr. Wahl und Kollegen zeigten.
In der Immuntherapie werden sie noch nicht eingesetzt, sondern nur im Rahmen der In-vitro-Allergie-Diagnostik, zur Bestimmung von entsprechendem spezifischem IgE im Serum des Patienten*in.
Ob es je zum Einsatz der rekombinanten Allergene im Rahmen der spezifischen Immuntherapie kommen wird, muss weiter abgewartet werden, da die gesetzlichen Anforderungen diesbezüglich sehr hoch sind.

Allergene Teil 2

Allergien werden durch unterschiedliche Allergene beim Menschen, aber auch bei Tieren, ausgelöst. Zu den wichtigsten Allergenquellen zählen:

Pollen wie von Gräsern (z.B. Wiesenlieschgras, Roggenpollen etc. (Botanische Familie: Poaceaen)), Bäumen (z.B. Birke, Erle Hasel (Betulaceaen)) und Kräutern (z.B. Beifuß, Wegerich, Traubenkraut).

Die Hausstaubmilben wie z.B. *Dermatophagoides pteronyssinus*, *Dermatophagoides farinae*, *Dermatophagoides microceras* und *Euroglyphus maynei*. Auch spielen die Vorratsmilben wie *Acarus siro*, *Lepidoglyphus destructor* und *Tyrophagus putrescentiae* eine Rolle im allergischen Geschehen.

Bei allergischen Reaktionen auf Tierepithelien sind es überwiegend die vom Hund, Katze und Pferd. Wobei hier die Allergenquelle nicht die Haare (Epithelien) sind, sondern vor allem der Speichel. Die Tiere lecken sich und verteilen so das Allergen aus dem Speichel über die Haare, die eingeatmet werden können.

Den Schimmelpilzen wie *Alternaria alternata* (*tenuis*), *Cladosporium herbarum* und *Aspergillus fumigatus* kommt bei der Schimmelpilzallergie eine wichtige Rolle zu.

Insektengifte wie überwiegend die der Biene und der Wespe spielen auch eine wichtige Rolle im allergischen Geschehen. Die Mücke kann als eher gering angesehen werden. Bei Biene und Wespe ist das Allergen das Gift und nicht der Körper.

Den Nahrungsmitteln wie z.B. Kuhmilch, Hühnerei, Apfel, Gewürze wie Sellerie, Karotte aber auch Orange, Kiwi und Banane und noch mehr Nahrungsmitteln kommt eine wichtige Rolle zu. Bei Hühnerei differenziert man noch in Hühnerei gesamt, Hühnereigelb und Hühnereiweiß. Es gibt unterschiedliche Sensibilisierungen beim Patienten*in.

Bei Medikamenten ist das wichtigste Allergen Penicillin. Noch zu erwähnen wären auch Röntgenkontrastmittel.

Beim Berufsallergen spielt das Mehl, mit dem der Bäcker arbeitet, eine wichtige Rolle. Man spricht hier vom Bäckerasthma. Oft ist das Allergen nicht das reine Mehl, sondern die Verunreinigung mit z.B. Vorratsmilben.
Bei Tischlern sind es die Stäube und Späne der Hölzer. Exotische Hölzer, wie z.B. Mahagoni weisen eine höhere allergene Potenz auf als z.B. die der Fichte.
Im Friseurbereich spielt bei der Berufsallergie Henna, überwiegend Hennarot, eine Rolle.

Noch zu erwähnen sind Latex und Gelatine, wobei die Gelatine kein so großes Allergen darstellt. Man differenziert in Rinder-, Schweine und Fischgelatine. Es wird tonnenweise in Nahrungsmitteln wie auch in Süßigkeiten verarbeitet, aber die in der Literatur beschriebenen Fallzahlen dazu sind sehr gering.

Aufmerksamkeit erregte die Gelatineallergie bei der von Dr. Wahl und Kollegen beschriebenen Gummibärchenallergie. Hier stellte die Gelatine das Allergen dar und nicht die Farbstoffe wie Tartrazin. Aber auch das war nur ein Einzelfall der Gelatineallergie.

Latex spielt überwiegend als Allergen eine Rolle bei Handschuhen, Kondomen. In vielen Fällen wurden Latexhandschuhe durch allergenfreie Nitrilhandschuhe ersetzt. Die Latexallergie ist auf dem Rückmarsch.

Es gibt auch noch sogenannte exotische Allergene wie die z.B. vom *Ficus benjamina* (Birkenfeige), die Dr. Wahl beschrieben hatte. Das Allergen war der latexartige Saft aus den Blättern. Hausstaub legte sich auf die Blätter, bindet die Allergene und wird durch Windbewegung im Wohnbereich verteilt und eingeatmet.

Früher war der Nahrungsmittelfarbstoff Carmin (rot) ein Allergen (Zusatz zu alkoholischen Getränken), der schon seit längerer Zeit wegen seiner allergenen Potenz durch eine andere Farbstoffquelle ersetzt wurde.
Fischköder können ein Allergen darstellen.
Auch die Stubenfliege konnte als Allergen ermittelt werden, wie Dr. Wahl und Kollegen zeigen konnten.
Bei der Blumenerde konnte Dr. Wahl und Kollegen den Schimmelpilz *Cladosporium herbarum* als Allergenquelle nachweisen.

Man kann sagen, jedes Protein stellt ein potenzielles Allergen dar.

Pollen

In der Hitliste der Allergie verursachenden „Substanzen" stehen die Pollen ganz oben, besonders die der Gräser, Bäume, Kräuter. Eine andere wichtige Allergenquelle stellen die Hausstaubmilben wie *Dermatophagoides pteronyssinus* und *Dermatophagoides farinae* dar. Es kann z.B. Heuschnupfen und bronchiales Asthma bei entsprechend disponierten Personen hervorgerufen werden. Das beeinflusst sehr stark die Lebensqualität.

Ein Pollenkorn ist eine Zelle mit männlichem Erbgut, das für die Fortpflanzung der Samenpflanzen wesentlich ist. Die Partikelgröße der Pollen liegt bei kleiner 10 Mikrometer (1 Mikrometer = 10^{-6} Meter). Sie werden von den Pflanzen freigesetzt und durch Insekten oder den Wind auf andere Pflanzen übertragen. Die wichtigsten Pollen sind in Deutschland die der Gräser, des Getreides, hier besonders Roggen, der Bäume, hier besonders Birke, sowie Kräuter, hier besonders Beifuß.
Es handelt es sich um Pollen, die mit dem Wind getragen werden. Nadelbäume sind ebenfalls weit verbreitete Pollenlieferanten, doch in der Regel sind diese nur schwach oder gar nicht allergen.

Eine Roggenähre weist ca. 4,2 Millionen Pollenkörner auf. Ein Haselnussstrauch mittlerer Größe weist ca. 600 Millionen Pollen auf. In Mitteleuropa fallen im Schnitt 27 000 Pollenkörner pro cm^2.
An erster Stelle stehen hier die Pollen der Gräser, wie z.B. Wiesenlieschgras (*Phleum pratense*) und der Bäume, wie z.B. der Birke (*Betula verucosa*).
Es kann dabei regional und länderspezifische Unterschiede geben.
In Südeuropa stellen die Pollen des Ölbaums und Glaskrauts (*Parietaria officinales/judaica*) ein wichtiges und aggressives Allergen dar.

In Japan sind es die Pollen der japanischen Zeder. In Deutschland sind es die Pollen der Gräser, dazu zählen auch die Roggenpollen, denn Roggen gehört botanisch gesehen zu den Süßgräsern. Bei den Bäumen ist die Birke dominierend. Dann folgen die Pollen der Kräuter wie Beifuß- und Wegerich und seit einiger Zeit auch die des Traubenkrauts (Ragweed; *Ambrosia elatior*), das besonders in den USA ein sehr wichtiges Allergen darstellt und vor einigen Jahren nach Deutschland eingeschleppt wurde, und auch bedingt durch den Klimawandel sich hier heimisch machte.

Über eine Pollenfalle kann man einfach feststellen welche Pollen sich in der Luft befinden. Auf einem Gebäude ist die Pollenfalle angebracht. An dem beidseitigen Klebeband kleben die Pollen fest. Sie werden mit einem speziellen Farbstoff angefärbt und dann unter dem Mikroskop ausgezählt. Die Pollen verfügen über charakteristische Merkmale, sodass eine Zuordnung nicht so schwer ist (s. Abb., Pollen). Über verschiedene Berechnungen kann ermittelt werden, wie hoch das Pollenaufkommen z.B. der Birke in der Luft ist.
Die Bäume, Gräser- und Kräuterpollen fliegen zu unterschiedlichen Zeiten. Um zu sehen, was sich gerade wo in der Luft befindet, gibt es den sogenannten Blühkalender. In dem ist der Pollenflug der unterschiedlichen Pflanzen markiert. Es beginnt bereits im Dezember mit den Haselpollen, wenn der Winter warm war, dann kommen Birke und Erle. Birke, Erle und Hasel gehören zur botanischen Familie der Betulaceaen. Im Juni schließen sich die Gräserpollen an und im September die der Kräuterpollen wie Beifuß und bis zum November sogar die des Traubenkrauts.

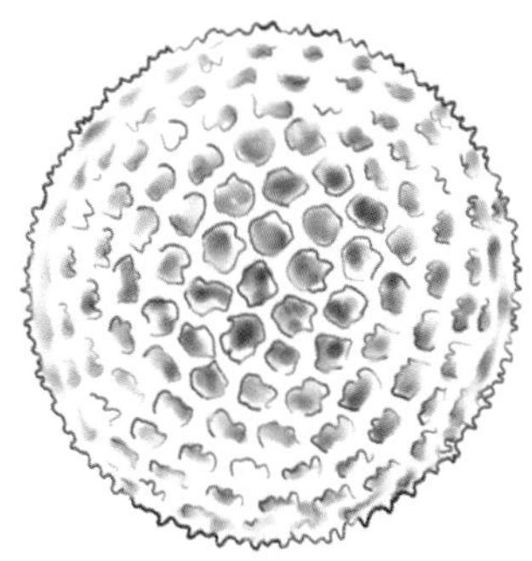

Pollenallergiker*innen und Pollen platzen

Wenn sie auf z.B. Gräserpollen allergisch reagieren, heißt das aber nicht, dass sie auch auf z.B. Baumpollen allergisch reagieren müssen. Bei der Pollenallergie spricht man von einer saisonalen Allergie. Im Gegensatz dazu bei der Hausstaubmilbenallergie von einer perennialen (ganzjährigen) Allergie.

Früher sagte man, die Pollenallergiker*innen können ohne Probleme beim Pollenflug im Regen, natürlich mit Regenschirm, draußen spazieren gehen, da die Pollen aus der Luft gewaschen werden und abregnen und man so nur geringe allergische Reaktionen zeigen wird.
Heute weiß man, dass das nicht stimmt.
Bei Regen saugen sich die Pollen mit Regenwasser voll, fallen zu Boden und platzen. Dabei werden von den Pollen noch mehr Allergene und kleinere Allergene freigesetzt als bei Nichtregen. Diese kleineren Allergene können noch „besser“ bis zur Lunge vordringen und bei entsprechenden Allergikern nicht nur einen Heuschnupfen, sondern auch bronchiales Asthma hervorrufen, was deutlich unangenehmer ist als der Heuschnupfen. Dieses erst relativ neu erkannte Phänomen wird als „Gewitter-Asthma“ bezeichnet.
Deshalb sollten Pollenallergiker besser bei Regen und Gewitter zu Hause bleiben, um nicht zusätzlichen, angreifenden Allergenen ausgesetzt zu werden. Wenn der Regen/das Gewitter aufgehört hat, sollten sie noch ca. 30 Minuten im Haus bleiben. Danach sollte man erst nach draußen gehen.

*Was können Sie vorbeugend als Pollenallergiker*in tun?*

- Sie sollten sich täglich die Haare waschen, um die Pollen aus den Haaren zu entfernen.

- Man sollte sich im Bad und nicht im Schlafzimmer ausziehen, damit die Pollen aus der Kleidung im Bad bleiben und nicht im Schlafzimmer für nächtliche Probleme sorgen können.

- Die Wäsche sollte im Trockner und nicht draußen an der frischen Luft getrocknet werden, denn dann können sich in der Wäsche Pollen verfangen.

- Zur Abwehr gegen die Pollen kann man Pollengitter vor die Fenster spannen.

- Zu bestimmten Zeiten muss man die Fenster geschlossen halten.

- Im Auto sollte man eine Klimaanlage mit Pollenfilter haben und zu entsprechenden Zeiten die Fenster geschlossen halten und nicht mit geöffnetem Schiebedach oder offenem Cabrio fahren.

- Es gibt auch spezielle Luftreinigungsgeräte, die könnte man bei sich im Wohnbereich ausprobieren und schauen, ob sie eine Linderung bewirken.

Hausstaubmilben

Neben der saisonalen Allergie (Pollen, Bäume, Gräser und Kräuter) spielt die perenniale (ganzjährige) Allergie die größte Rolle im allergischen Geschehen des Menschen.
Zur perennialen Allergie zählen zum größten Teil die Hausstaubmilben (s. Abb.) wie z.B. *Dermatophagoides pteronyssinus* und *Dermatophagoides farinae*.
Untersuchungen ergaben, dass in Hamburg die Sensibilisierung auf die Hausstaubmilbe bei 14% und in Erfurt bei 10% der Bevölkerung liegt. Gemeinsame Daten aus Hamburg, Beelitz, Essen, Bochum und Marburg ergaben, dass von 3200 Personen bei 26% eine Sensibilisierung auf die Hausstaubmilbe ermittelt werden konnte.
Amerikanische Untersuchungen zeigten, dass 45% der jungen Menschen mit Asthma bronchiale allergisch auf die Hausstaubmilben reagierten.
Untersuchungen von Dr. Wahl mit Kollegen zeigten, dass Vorratsmilbenallergiker sehr häufig auch auf die Hausstaubmilbe (92%), aber Hausstaubmilbenallergiker eher zu ca. 45% auch auf die Vorratsmilbe wie Acarus siro sensibilisiert waren. Das sollte bei der Diagnose und Therapie vom Allergologen*in bei entsprechend disponierten Patienten*innen berücksichtigt werden.

Die Milben gehören zu den Spinnentieren und sind ca. 0,3 mm groß, sie können nicht sehen aber gut riechen. Sie haben acht Beine und leben 3 – 4 Monate. Mit bloßem Auge kann man sie nicht sehen.
Während der gesamten Lebensdauer legt ein Weibchen ca. 300 Eier.

Man kann die Hausstaubmilben überwiegend im Hausstaub eines Haushalts finden. Besonders im Schlafbereich verursachen sie allergische Beschwerden, denn sie ernähren sich von Hautschuppen und die liegen reichlich im Bett vor.
Im Schlafbereich gibt es noch weitere optimale Bedingungen für die Milben, wie eine hohe Luftfeuchtigkeit und optimale Raumtemperatur.
Der Mensch verliert pro Tag ca. 1,5 g Hautschuppen, also ist reichlich Nahrung für die Hausstaubmilben vorhanden. In Matratzen befinden sich ca. 100 Hausstaubmilben pro Gramm Staub und auf dem Fußboden 10.

Die Milben können beim Menschen Heuschnupfen (Rhinitis/Rhinokonjunctivitis), bronchiales Asthma aber auch Neurodermitis (atopische Dermatitis) hervorrufen.

Milbenschutz und spezifische immuntherapie (SIT)

Im Wohnbereich kann man sich durch Einsatz von Akariziden (Milbenabtöter, Spray) vor den Milben schützen. Im Schlafbereich kann man Encasings einsetzen, das sind milbendichte Überzüge, die aus einem speziellen Material hergestellt sind. Diese zieht man über die Matratze und Bettzeug.

Bei positivem Befund auf die Hausstaubmilbenallergie muss auch an eine spezifische Immuntherapie (SIT) mit einem Hausstaubmilbenpräparat gedacht werden. Das kann ein Depot-Allergen- oder Allergoid (modifiziertes Allergen) -Präparat sein. Dieses kann unter die Haut gespritzt werden (subcutan, SCIT), oder es kann auch in Form von Tabletten oder Sprays eingesetzt werden (sublingual, SLIT).
Auch kann man an den Einsatz von Antihistaminika und cortisonhaltigen Produkten denken. Das sind im Gegensatz zur kausalen spezifischen Immuntherapie aber nur Symptomatika.

Hausstaubmilben sind nahezu überall vertreten. So sind die Daunenfedern des Bettes kein Allergen, sondern es sind die Hausstaubmilben, die sich darin befinden. Auch reines Stroh ist kein Allergen, es sind die Hausstaub- und Vorratsmilben und wohl auch Schimmelpilze, die darin vorkommen können.
Auch ist es ein Trugschluss zu glauben, dass wenn man die Daunenfedern durch Kunststoffteile ersetzt, man so milbenfrei ist. In einer Kunststoffbettfüllung sind die Milben genauso vertreten wie in einer Daunenfeder-Bettfüllung, da ja auch dort die Hautschuppen vorliegen, die die Nahrung darstellen.

Lange dachte man, dass man milbenfrei im Hochgebirge bei über 1500 m wäre. Doch das konnte widerlegt werden. Hausstaubmilben benötigen eine bestimmte Luftfeuchtigkeit zum Leben. Auf Höhen ab

1500 m ist die relative Luftfeuchtigkeit draußen so gering, dass auch das Innere des Hauses meist eine zu geringe Luftfeuchtigkeit aufweist. Heutzutage kann man aber mit energieeffizientem Bauen und Klimaanlagen dieses Phänomen umdrehen, so dass da doch Milben überleben können. Aber dennoch sollten Milbenallergiker*innen eventuell daran denken den Urlaub im Hochgebirge mit einzuplanen, um dem ganzjährig geforderten Immunsystem Ruhe zu ermöglichen, damit es sich erholen kann. Aber eine 100%ige Garantie milbenfrei gibt es nicht, auch nicht auf 1500 m Höhe im Hochgebirge.

Dr. Wahl konnte mit dem Magic Stick (INA) zeigen, dass es gar nichts bringt, wie man über 60 Jahre glaubte, Bettzeug in die Tiefkühltruhe zu legen. Die Milben werden zwar abgetötet, aber die Allergene, die die Allergie verursachen, werden nicht zerstört.

Hausstaubmilben und ihre Hauptallergene

Zu den bekanntesten Hausstaubmilben gehören *Dermatophagoides pteronyssinus, Dermatophagoides farinae, Dermatophagoides microceras* und *Euroglyphus maynei*. Zwischen diesen Milben besteht eine Kreuzreaktion, d.h. sie haben wenigstens ein gemeinsames Allergen.

Die wichtigsten gemeinsamen Hauptallergene sind die der Gruppe I und II, wie z.B. Der p1 und Der p2 von *Dermatophagoides pteronyssinus*. Bei *Dermatophagoides farinae* sind es Der f1 und Der f2.

Es gibt ca. 30.000 verschiedene Milbenarten, aber nur 10 – 15 davon kommen bei uns in Haushalten (Hausstaub) vor, aber das reicht, um allergische Reaktionen bei entsprechend disponierten Personen hervorzurufen, was die Quality of Life sehr beeinflusst.

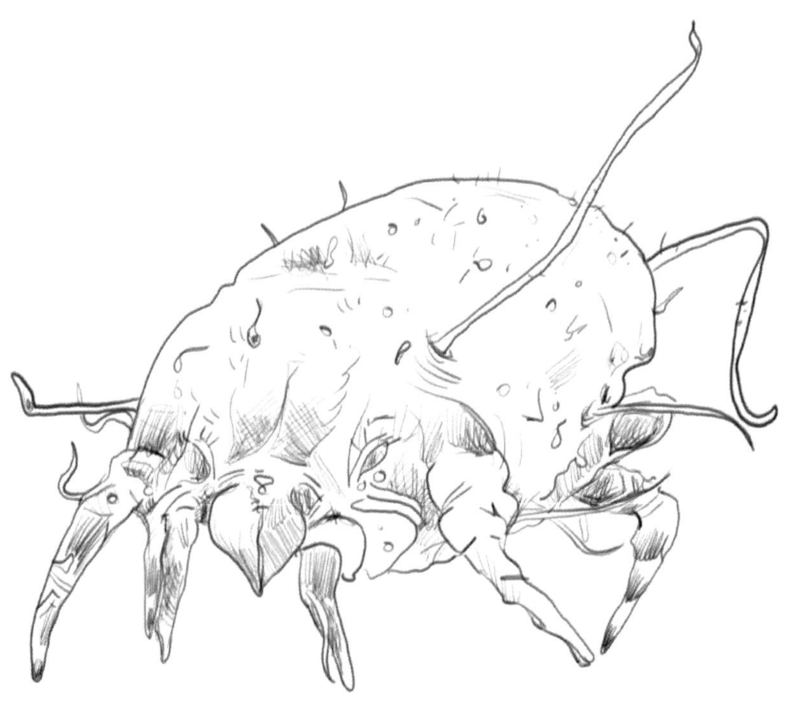

Im Hausstaub kommt auch die Raubmilbe *Chyletus eruditus* vor. Zu ca. 10% sind sie im Hausstaub mit vertreten. Sie ernährt sich von den anderen Milben, aber sie ist, wie Dr. Wahl mit Kollegen zeigen konnte, selbst ein Allergen und kann so zur Hausstaubmilbenbekämpfung als „Killermilbe" nicht eingesetzt werden,

In Südamerika und auf den Kanarischen Inseln ist die Milbe *Blomia tropicalis* ein sehr wichtiges Allergen, wichtiger als unsere bekannten Hausstaubmilben.

Vorratsmilben

Eine weitere wichtige Milbengruppe stellen die Vorratsmilben dar, wie z.B. *Acarus siro, Lepidoglyphus destructor, Tyrophagus putrescentiae*. Sie kommen z.B. auch im Tierfutter vor und können für allergische Reaktionen z.B. bei Katze und Hund mit verantwortlich sein.

Bei der Tierallergie, Tiere können wie der Mensch allergische Reaktionen zeigen, spielen sie als Allergenquelle auch im Stroh eine wichtige Rolle. Wenn z.B. Pferde allergisch auf das Stroh reagieren, reagieren sie auf die im Stroh vorkommenden Hausstaub- und Vorratsmilben allergisch. Reines Stroh ist kein Allergen, es sind die Verunreinigungen, die als Allergen wirken.
Da aber im Stroh u.a. auch Schimmelpilze vorkommen, sollte bei einer entsprechenden allergischen Reaktion auf Stroh nicht nur auf die Milben sondern auch auf die Schimmelpilze mit getestet werden.

In städtischen Wohnungen konnte überwiegend die Vorratsmilbe *Acarus siro* als Allergen ermittelt werden. In ländlichen Gebieten auf dem Bauernhof wurden sehr häufig *Lepidoglyphus destructor* und *Glycyphagus domesticus* detektiert.

Anzumerken ist noch, obwohl im Hausstaub die Hausstaubmilben die größte und wichtigste Allergenquelle darstellen, ist bei der Hausstauballergie auch an Allergene von Zimmerpflanzen, je nach Saison Pollen und Schimmelpilze und wie Dr. Wahl mit Kollegen zeigen konnte, Lebensmittelreste wie von Hühnerei und Kuhmilch zu denken.

Tiere als Allergenquelle

Allgemein sagt man, dass Tierhaare ein Allergen sind. Stimmt das?

Das stimmt nur halb, denn die Haare sind die Träger des wichtigsten Katzenallergens, dem Hauptallergen Fel d 1, das im Speichel der Katze vorkommt. Die Katze leckt sich und verteilt so den Speichel mit dem Hauptallergen Fel d 1 über das Fell (Allergenträger). Die Haare, kontaminiert mit dem Speichel und somit auch Fel d1, kleben sogar an den Wänden der Wohnung. Wenn ein*e Katzenhaarallergiker*in eine neue Wohnung bezieht, in der sich eine Katze aufhielt, muss diese deshalb gründlich renoviert werden, um das Katzenallergen zu eliminieren. Bei der Katze sind die Haare nur Träger des Allergens, mit dem Hauptallergen Fel d1. Das kann man leicht nachweisen, indem man die Katzenhaare wäscht und dann aus den gewaschenen Haaren einen Testextrakt herstellt. Das Ergebnis wäre z.B. bei einem Katzenhaarallergiker negativ, da das Fel d1 aus dem Fell raus gewaschen wurde.

Um seine Katze vielleicht noch zu behalten, kann man versuchen, diese häufiger in der Woche zu waschen. So werden die Allergene aus dem Fell der Katze gewaschen, was wissenschaftlich belegt wurde. Es wird aber nicht so einfach sein, die Katze zu waschen.

In dem Fell, nicht nur der Katze, befinden sich auch Milben, wie z.B. die Hausstaubmilben *Dermatophagoides pteronyssinus*, die bei der Tierallergiediagnostik mitberücksichtigt werden sollte, um eine Hausstaub- oder Vorratsmilbenallergie auszuschließen. Das gilt sowohl für die In-vivo- als auch In-vitro-Allergiediagnostik.

Federn aus den Daunenbetten sagt man sind keine Allergene. Das Allergen sind die Hausstaubmilben, wie z.B. *Dermatophagoides pteronyssinus* und *Dermatophagoides farinae*, die die Daunenfedern besiedeln. Das gilt auch für Kunststofffüllungen, da befinden sich auch Hausstaubmilben.

Bei Nagern, wie z.B. Ratte, Maus und Meerschweinchen ist nicht das Fell, sondern der Urin das Allergen, der allergische Reaktionen bei entsprechend disponierten Personen hervorrufen kann. Das Fell ist es, wenn es mit Urin verunreinigt ist und so als Träger fungiert und wenn die kontaminierten Haare, die in der Luft sind, eingeatmet werden.
Das betrifft oft Personen, die aus beruflichen Gründen im Labor mit diesen Tieren in Kontakt sind.
Kinder halten oft Meerschweinchen bei sich zu Hause. Die zählen auch zu den Nagern, also gilt auch hier als Allergenquelle Urin.

Dr. Wahl konnte mit dem Magic Stick (INA) auch beim Leguan zum ersten Mal gemeinsam mit Herrn Dr. Ehl den Urin als Allergenquelle ermitteln, obwohl der kein Nagetier ist. Aber ganz eindeutig war der Urin des Leguans die Allergenquelle und für die Leiden der Patientin, die bei sich den Leguan im Käfig in der Wohnung hielt, verantwortlich. Die Spreu des Käfigs war mit dem Urin des Leguans kontaminiert und beim Reinigen des Käfigs atmete die Dame die mit Urin kontaminierten Spreu ein und bekam daher ihre allergischen Reaktionen.

Nachweis, dass die Hauptallergene wichtige Allergene für die Allergie sind

Bei dem Hund ist das Hauptallergen Can f 1, das auch im Speichel vorkommt.
Auch beim Pferd kommt das Allergen im Speichel vor. Pferde lecken sich auch öfter das Fell und verteilen so das Allergen darüber.

Fruchtwasser vom Schwein konnte als Allergenquelle ermittelt werden. Von solcher Allergie sind vorwiegend Veterinärärzte betroffen.

Bei Insekten wie z.B. Biene und Wespe ist es nicht der Körper, sondern das Gift, dass das Allergen ist.
Selbst die Stubenfliege konnte Dr. Wahl gemeinsam mit Kollegen als Allergen identifizieren. Was da genau das Allergen ist, weiß man noch nicht. Man vermutet, dass es das Muskelprotein Tropomyosin ist, das bei Kreuzreaktionen eine Rolle spielt.

Die Küchenschaben *Blatella germanica* und *Periplaneta americana* stellen ein großes Allergen dar, hier ganz besonders in den USA. Interessanterweise ist es in den USA mehr *Blatella germanica* als *Periplaneta americana*.

Fazit

Auf weitere Tierallergien soll nicht eingegangen werden. Bis auf Leguan sind diese hier auch die wichtigsten Tiere/Tierallergene.
Den Milben gebührt ein extra Kapitel.
Es soll aber noch erwähnt werden, dass Tiere genauso allergische Reaktionen auf bestimmte „Substanzen“ zeigen können wie die Menschen. Darauf wird auch noch separat eingegangen.
Wir meinen, dass bei einer Tierallergie auch immer die Hausstaub- und Vorratsmilben mit getestet werden müssen, in-vivo als auch in-vitro. Häufig steckt hinter einer Tierhaarallergie auch eine Milbenallergie.

Wenn Sie Pferdeallergiker*in sein sollten, dann schaffen Sie sich Curly horses an, die sind nicht allergen (hypoallergen).

Insektengifte, Schwerpunkt Biene, Wespe

Die Insektengiftallergie kann oft lebensbedrohlich verlaufen. Hier spielen besonders der Bienen- und Wespenstich eine wichtige Rolle.

Der Stich und die Folgen

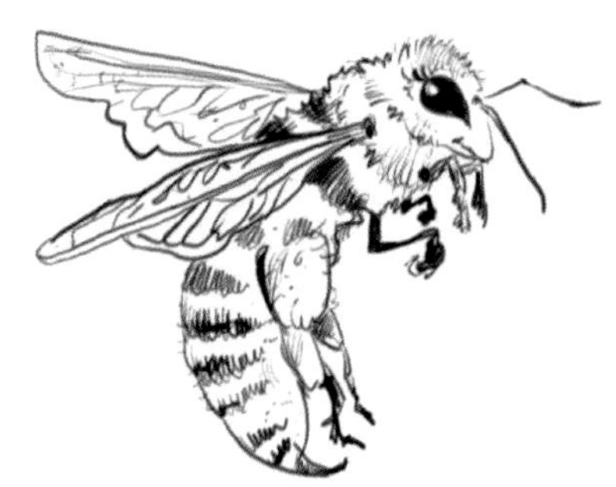

Durch den Stich gelangt das Gift sofort in die Blutbahn des Patienten*in. Bei entsprechend sensibilisierten Personen kann es zu einem anaphylaktischen Schock (s. entsprechendes Kapitel dazu) kommen (muss aber nicht immer sein, es kann auch starker Juckreiz und Rötung der Haut auftreten, auch parallel dazu).
Der anaphylaktische Schock kann lebensbedrohlich verlaufen und es muss schnell gehandelt werden. Da nicht immer, wenn das passiert ein Arzt zugegen ist, sollten sie z.B. einen Autoinjektor mit sich führen. Das ist ein kleines handliches Gerät, eine Art Spritze, die sie selbst einfach einsetzen können. Sie können sich so Epinephrin selbst durch die Hose, Rock etc. verabreichen, um so ihren Kreislauf zu stabilisieren. Zugleich muss schnell ein Arzt gerufen werden.
Ihr Allergologe*in kann Ihnen zum richtigen Verhalten weitere Informationen geben. Eine Notfallapotheke in Form eines Autoinjektors oder Sprays sollten sie als entsprechender*e Allergiker*in immer mit sich führen, für den Fall der Fälle.

Einzelallergene

Wie auch von anderen Allergenquellen bekannt, sind auch von den Giften die wichtigsten Allergene bekannt. Beim Bienengift sind die Hauptallergene Phospholipase A2 und Hyaloronidase, als Minorallergen ist Melittin zu nennen. Diese liegen auch rekombinant, d.h. gentechnologisch hergestellt, vor (s.u.). Beim Wespengift spielt das Einzelallergen Ves v5 (*Vespula vulgaris*) eine wichtige Rolle. Dieses Allergen kommt nur im Wespen- und nicht im Bienengift vor. So kann man im spezifischen IgE-Test (EAST) ermitteln, durchgeführt mit einem Ves v 5-Allergenträger, ob nur eine

Wespengift- und nicht zusätzlich noch eine Bienengiftsensibilisierung bei Ihnen vorliegt.
Um das Risiko zu minimieren in der Natur gestochen zu werden, muss man folgendes beachten:

- Großes Risiko im Sommer
- Vorsicht beim draußen Essen bzw. Trinken und Marmelade, Honig, Cola etc.
- Parfüms, Haarsprays, duftende Seifen ziehen die Insekten an
- Alle Nester und Stöcker der Insekten in der Nähe des Hauses entfernen lassen
- Gartenarbeit: lange Hose, langes Hemd, Handschuhe tragen
- Fernhalten von deren Nahrungsgründen wie Blumenerde, Kleefelder, Obstgärten mit reifer Frucht
- Informationsanhänger tragen
- Nicht wild um sich schlagen, wenn die Tierchen kommen, das macht die kleinen Tierchen nur noch aggressiver

Mücken

Auch Mücken wie *Aedes communis* und *Culex pipiens* können durch den Stich allergische Reaktionen beim Menschen hervorrufen.

Kriebelmücke

Für Pferde stellt die Kriebelmücke ein wichtiges Allergen dar, denn auch Tiere können allergische Reaktionen entwickeln. Dagegen kann man sogenannte Repellents einsetzen.

Spezifische Immuntherapie (SIT)

Da diese Gifte so gefährlich für den Patienten sind, wird nach erfolgter spezifischer Immuntherapie (SIT) ein kontrollierter Bienen- bzw. Wespenstich im Beisein des Arztes*in bei Ihnen durchgeführt, damit Sie sich nach erfolgter spezifischer Immuntherapie wieder sicher und frei in der Natur bewegen können.
Eine Bienen-/Wespengift-SIT muss im „schlimmsten“ Fall lebenslänglich zu ihrer Sicherheit durchgeführt werden.

Präparate zur SIT

Zur spezifischen Immuntherapie (SIT) stehen nur die Präparate des Bienen- und Wespengifts zur Verfügung. Der reine Körper der Tiere ist nicht allergen, nur das Gift.

Gifte

Die Gifte werden von speziellen Firmen kommerziell angeboten, wobei die Gifte mittels unterschiedlicher Methoden von den Tieren gewonnen werden. Man arbeitet dort mit Imkern zusammen, um an die Tiere und somit an die Gifte zukommen. Diese unterschiedliche Art der Giftgewinnung drückt sich auch in den Preisen aus. So kosten 10 mg Bienengift 200,00 Euro und 10 mg Wespengift 1500,00 Euro.

Rekombinante Allergene, Insektizide

Wir wissen nicht, ob es ihnen auch aufgefallen ist, aber es gibt gar nicht mehr so viele Bienen und Wespen, wie noch vor einigen Jahren. Schmetterlinge sieht man fast gar nicht mehr. Das ist schon eine schlimme Entwicklung.
Um sich von den Bienen und Wespen als Giftlieferant unabhängig zu machen, arbeitet man daran, diese Gifte als rekombinante (gentechnologisch hergestellte) Einzelallergene (s.o.) herzustellen.
Doch bevor ein solcher Cocktailextrakt marktreif ist, wird es dauern. Der Weg ist bestimmt nicht schlecht, denn es gibt bei uns ein größeres Insektensterben, großer Einsatz von Insektiziden, und da kann es vielleicht einmal zu Engpässen mit den Giften kommen. Da wäre es gut und

wichtig für den entsprechenden Allergikern*innen, diese in rekombinanter Form zur Verfügung zu haben, um die SIT durchführen zu können.
Warten wir einmal ab was die Klimaveränderung und Einsatz von Insektiziden noch mit sich bringt und die Umwelt zum Negativen leider verändert.
Aber die Zulassung eines rekombinant hergestellten Präparats wird nicht sehr preiswert und nicht so einfach sein für die Allergiefirmen, denn die entsprechenden Behörden haben hohe Ansprüche, besonders zur Sicherheit für die Patienten.

Nahrungsmittelallergene

Nicht nur Pollen, Milben, Schimmelpilze können Allergien auslösen, sondern auch Nahrungsmittel. Diese können bei entsprechend disponierten Personen allergische Reaktionen hervorrufen. Wie nahezu alle Proteine (Eiweißstoffe) können somit auch Nahrungsmittel Allergien hervorrufen.
An erster Stelle der Nahrungsmittelhitliste stehen Hühnerei, Kuhmilch und Nüsse. Bei den Nüssen besonders die Erdnuss, die aber keine Nuss, sondern eine Hülsenfrucht ist. Auch Krustazeen wie z.B. Shrimps und Fische und Äpfel sollen nicht vergessen werden. Äpfel spielen bei der Kreuzreaktion zu Birkenpollen eine wichtige Rolle.
Jährlich werden nach Deutschland 58.000 Tonnen Erdnüsse importiert, mit steigender Tendenz. Weltweit werden jährlich 33 Millionen Tonnen Erdnüsse geerntet.
Die Zahl der Nahrungsmittelallergiker*in hat in den letzten Jahren zugenommen. Das liegt an dem immer erweiterten Nahrungsmittelangeboten und der Zunahme von exotischen Früchten, die zum Kauf angeboten werden.
An erster Stelle steht hier Kiwi, die ein sehr aggressives Frucht-Allergen darstellt.
Ein Mensch nimmt bis zu seinem 70. Lebensjahr im Mittel 52 Tonnen Nahrungsmittel zu sich. Davon können einige, besonders für Atopiker (Allergie wird vererbt), als potenzielle Allergenquellen angesehen werden.

Auf Konservierungsstoffe kann man in einigen Fällen auch allergisch reagieren. Es ist aber keine klassische Typ 1 Allergie, d.h. IgE mediierte Allergie, sondern eine Pseudoallergie, d.h. die Symptome sind wie bei der klassischen Typ 1 Allergie, aber entsprechendes spezifisches IgE lässt sich z.B. über den REAST im Serum des Patienten nicht nachweisen.

Die allergische Reaktion auf Konservierungsstoffe ist sehr gering. Sie liegt bei der Bevölkerung in Deutschland bei ca. 0,9%, wobei die subjektive Einschätzung höher liegt.
Auf Lebensmittelzusatzstoffe, wie z.B. Farbstoffe (s.u.) reagieren nur ca. 0,6 – 0,8% der Bevölkerung allergisch.
Der Geschmacksverstärker Glutamat kann Hitzewallungen, Hautreaktionen, Übelkeit, Erbrechen, Kopfschmerzen und Durchfall hervorrufen. Diese Symptome entstehen schnell, klingen aber spontan ab. Sie sind sehr unangenehm. Da Glutamat sehr oft als Geschmacksverstärker in Chinarestaurants eingesetzt wird, spricht man vom China-Restaurantsyndrom. Das sind die typischen Symptome, die bei einer klassischen Nahrungsmittelallergie auftreten können, somit kann das schnell mit einer „echten" Nahrungsmittelallergie verwechselt werden.

Zahlen und Quellen

Nahrungsmittelallergien werden oft überschätzt. Überwiegend ist es eine Nahrungsmittel-Unverträglichkeit.
2 – 7% aller Säuglinge und Kleinkinder und ca. 1 – 2% der Erwachsenen leiden nachweislich an einer Kuhmilchallergie. Bei Kleinkindern geht diese Allergie bis zum 6.Lebensjahr häufig wieder zurück. Aber 18 – 20% der Erwachsenen sind der Meinung, eine Nahrungsmittelallergie, das bezieht sich nicht nur auf Kuhmilch, zu haben, was aber durch klinische Untersuchungen nicht bestätigt werden konnte.
Mehle spielen als Allergen überwiegend nur beim Bäckerasthma eine Rolle, jedoch nicht durch das Verzehren von Brot. Nur 0,3% der Mehlallergiker reagieren auch allergisch auf das im Brot verbackene Mehl.
Weitere Mehlallergene, außer wie z.B. Roggen und Weizen, sind das Amaranthmehl und Lupinenmehl. Lupinenmehl wird in einigen Fällen bei der Pizzaherstellung eingesetzt, da es sehr preiswert ist. Es gibt auch Eis, das auf Lupinenbasis Lupine hergestellt wird.

Allergenität

Es gibt Unterschiede in der Allergenität, was die „Sorten" betrifft. So weist die grüne eine höhere Allergenität auf als die goldene Kiwi.

Bei den Äpfeln haben Granny Smith und Golden delicious, die grünen Äpfel, eine höhere Allergenität als z.B. Boskop, Jamba und andere ältere Sorten. Mit dem Reifegrad der Äpfel nimmt deren Allergenität zu. Mit einem von Dr. Wahl entwickelten einfach zu handhabenden Teststreifen (INA-Technologie, Individuelle native Allergiediagnostik, 1. Preis 2021 Deutscher Allergiekongress, München) konnte er ganz schnell und einfach nachweisen, dass die Allergene des Apfels sich direkt unter der Schale und am Kern des Apfels befinden, nicht aber in der Mitte des Fruchtfleisches. Kann Thunfisch in Dosen auch eine „Allergie" hervorrufen? Es ist keine Allergie. Die Symptome sind auf das Histamin bei länger gelagertem Thunfisch zurückzuführen. Histamin spielt eine wichtige Rolle bei verdorbenem Fisch. Das kann bei entsprechend empfindlichen Menschen zu entsprechenden Symptomen, ähnlich wie bei einer Nahrungsmittelallergie, führen. Die Symptome klingen schnell ab.

Versteckte Allergene

Nahrungsmittelallergiker*innen müssen sich auch vor versteckten Allergenen in Acht nehmen, die sich z.B. in Speisen befinden können, wie z.B. in Sellerie oder anderen Gewürzen. Oft sind diese nicht deklariert.
Beim Kauf von Nahrungsmitteln muss der Allergiker*in ganz genau die Inhaltsstoffen durchlesen.
Wie bei anderen Allergien sind auch bei der Nahrungsmittelallergie zum größten Teil die Atopiker*innen betroffen.

Über die orale Provokation wird überwiegend auf eine Nahrungsmittelallergie getestet.

Eine klassische spezifische Immuntherapie (SIT) ist bei der Nahrungsmittelallergie kaum möglich. Ansatzweise konnten bei der Kuhmilchallergie über die orale Immuntherapie Erfolge erzielt werden.
Dr. Wahl ist ein Fan davon, die Nahrungsmittelallergie über die klassischen kreuzreaktiven Allergene mitzutherapieren, so Äpfel mit Birke. Erfolge konnten auf diese Weise schon erzielt werden. Er denkt an Gewürze mit Beifuß und Krustazeen mit der Hausstaubmilbe

Lebensmittelzusatzstoffe (Auszug)			
Substanzen	Code	Substanzen	Code
Gelborange	E110	Schwefeldioxyd	E220
Benzoesäure	E210-13	Johannisbrotkernmehl	E410
Gummi arabicum	E414	Tartrazin	E102
Sorbinsäure	E200	Glutamate	E621-25

Medikamentenallergie

Zu wenigstens 95% sind die Allergene Proteine (Eiweißstoffe). Medikamente basieren überwiegend auf Zusammensetzungen chemischer Substanzen. In einigen Fällen können sie auch allergische Reaktionen hervorrufen. Hier soll nur auf die Typ I Allergie eingegangen werden, die über das Immunglobulin (IgE) abläuft.
Es gibt nicht sehr viele Medikamente, die eine Typ I-Allergie beim Patienten*in hervorrufen können.

Am bekanntesten ist als Medikamentenallergen Penicillin zu nennen. Von Personen, die aus gesundheitlichen Gründen Penicillin einnehmen mussten, berichteten 10% von einer Penicillin-Allergie, 90% tolerierten es.
Weniger als 1% reagieren allergisch auf Insulin, das gentechnologisch, d.h. rekombinant hergestellt wurde.
Die gleiche Prozentzahl gilt auch für Patienten, die mit Chemotherapeutika im Rahmen einer Krebstherapie behandelt wurden.
Auch Röntgenkontrastmittel können allergische Reaktionen bei entsprechend disponierten Patienten hervorrufen. Immer wieder sind, wie auch bei anderen allergischen Reaktionen, die Atopiker*innen (Allergie wird vererbt) von am stärksten betroffen.

Die meisten Reaktionen, die nach Gabe von Corticosteroiden erfolgen, sind keine Typ I sondern Typ IV Reaktionen, d.h. spezifisches IgE kann darauf im Serum des Patienten nicht mit einem entsprechendem Messsystem gemessen werden, wie z.B. mit dem EAST (Enzym Allergo Sorbent Test).

Hühnereiallergiker*innen sollten bei bestimmten Medikamenten Vorsicht walten lassen, da sie auf Hühnerei „gezüchtet“ wurden Das würde dann bei den Hühnereiallergikern*innen zu einer Typ I Reaktion mit den entsprechenden allergischen Symptomen (Nahrungsmittelallergie) führen. Deshalb ist es immer sehr wichtig die Produktinformation gewissenhaft zu lesen.

Gelatineallergiker*innen (relativ selten) müssen bei der Einnahme bestimmter verkapselter Medikamente aufpassen, da die Kapseln in einigen Fällen auf Basis von Gelatine hergestellt werden („Gummibärchenallergie“ (Allergen Gelatine)). Bei der Gelatine muss man zwischen Rinder-, Schweine- und Fischgelatine differenzieren.

Im Rahmen der Untersuchung zur „Gummibärchenallergie“ konnte Dr. Wahl gemeinsam mit Kollegen zeigen, dass Sie, wenn Sie Gelatineallergiker*innen sind, auch auf Volumenersatzmittel allergisch reagieren können, deren Basis eine modifizierte Gelatine ist und eine Kreuzreaktion zur Gelatine vorliegt. Einfach ausgedrückt bedeutet Kreuzreaktion, dass verschiedene Substanzen gemeinsame Allergene haben. Das trifft hier zu und konnte mittels verschiedener Labormethoden belegt werden.

Allgemein kann man sagen, obwohl sich eine Vielzahl an Medikamenten auf dem Markt befinden, sind diese in den wenigsten Fällen einer Typ I Reaktion zuzuordnen, d.h. entsprechendes spezifisches IgE konnte im Serum oder Plasma des Patienten der Patientin, z.B. mit dem EAST nicht nachgewiesen werden. Das ist nur bei einer Typ I Allergie möglich, die IgE mediiert ist, wie z.B. eine Pollen-, Hausstaubmilben-, Tierhaar-, Kuhmilchallergie.

Die Symptome der Medikamentenallergie umfassen Hautreaktionen bis hin zum anaphylaktischen Schock, der bei nicht schneller Behandlung lebensbedrohlich verlaufen kann.
Die Medikamentenallergie steht beim Auftreten eines anaphylaktischen Schocks in der Liste ganz oben, weit vor der Pollen- und Hausstaubmilbenallergie.

Spekulation

Erlauben sie uns eine kleine Spekulation:
Was könnte der Grund dafür sein, dass viele Medikamente keine Typ I Reaktion hervorrufen?
Es gäbe da die Option:
Die gibt es nicht, oder es wurde noch nicht der optimale Allergenträger für diese Medikamente zur spezifischen IgE-Messung in Seren oder Plasma des Patienten/der Patientin gefunden. Das ist nur eine Vermutung.

Atopiker*innen

Wer leidet am meisten an der Allergie? Am meisten leiden an einer allergischen Erkrankung die Atopiker*innen. Atopiker*innen heißt, dass die Allergie vererbt wird. Das ungefähre Risiko eines Neugeborenen eine allergische Erkrankung zu entwickeln, liegt bei ca. 80% wenn beide Elternteile Allergiker mit denselben Symptomen sind.
Dieses Risiko ist nur wenig kleiner (50 – 70%), wenn zwar beide Elternteile an einer Allergie leiden, jedoch mit unterschiedlicher Symptomatik. Ist nur ein Elternteil von einer Allergie betroffen, so nimmt das Risiko weiter ab. Es liegt dann bei etwa 20 – 40%. Auch, wenn kein Familienmitglied Allergiker*in ist, bleibt ein Restrisiko von 5 – 15%.
Es gibt auch die aufgesetzte Allergie. Die tritt oft im Berufsleben auf, wie z.B. bei Bäckern das sogenannte Bäckerasthma, hervorgerufen durch die kontinuierliche Inhalation des Mehls.
Auch wenn die Allergie vererbbar ist, gefeit ist wohl keiner davor.
Untersuchungen aus Schweden zeigten, dass Kinder, die zur Birkenpollenflugzeit zur Welt kamen, häufiger Birkenpollenallergiker waren als Kinder, die nicht zu dieser Zeit zur Welt kamen. Eine Erklärung hat man dafür noch nicht.
Im Rahmen des allergischen Marschs wird der allergische Verlauf bei Atopiker*innen sehr explizit dargestellt.

Allergie/Allergiker*innen

Unter Allergie versteht man eine in zeitlicher, qualitativer (Beschaffenheit) und quantitativer (Menge/Masse) Hinsicht erworbene spezifische Reaktionsveränderung des Organismus auf der Basis einer pathogenen (krankhaften) Immunreaktion.
Diese drückt sich in verschiedenen Krankheitsbildern aus wie z.B. Rhinitis, Rhinokonjunktivitis, Asthma bronchiale.
Lebensbedrohend ist der anaphylaktische Schock (Kreislaufzusammenbruch).
Die Personen, die am meisten von der allergischen Erkrankung betroffen sind, sind die Atopiker*innen, bei denen die Veranlagung zur Allergie vererbt wird.
In Deutschland leidet jeder*e dritte Einwohner*in an einer allergischen Erkrankung. Die Allergie ist eine „Geisel" der Menschheit, die man aber dank der vielen exzellenten Produkte von verschiedenen Firmen, überwiegend gut im Griff hat.

Vor ca. 40 Jahren sagte man, dass mit dem Alter die Allergie zurück gehen würde. Doch seit einigen Jahren hat man festgestellt, dass bei 60+ auf einmal Allergien, wie z.B. auf Pollen, auftreten können. Der Grund dafür ist noch nicht wissenschaftlich/medizinisch erschlossen worden.

In Papua-Neuguinea war die Hausstaubmilbenallergie eher unbekannt, erst als die Matratzen eingeführt wurden, da kamen auch die Hausstaubmilben, die sich von den Hautschuppen des Menschen ernähren, die auf der Matratze liegen.

In der DDR war die Latexallergie so gut wie unbekannt, da die Einmalhandschuhe immer gewaschen wurden und so die Latexallergene weggewaschen wurden. Erst nach dem Mauerfall gab es die Latexallergie, weil das Waschen wegfiel.

Untersuchungen in Skandinavien ergaben, dass Babys, die zur Birkenpollenflugzeit geboren wurden, häufiger Birkenpollenallergiker*innen

waren, als die, die nicht zu dieser Zeit geboren wurden. Der Grund ist noch unbekannt.
Untersuchungen in den USA ergaben, dass Weiße häufiger Allergiker*innen sind als Farbige. Das dürfte mit dem unterschiedlichen Immunsystem zusammenhängen.

Hitliste der Allergene

An erster Stelle stehen die Hausstaubmilben und Pollen, wie Gräser- und Baumpollen. Noch zu erwähnen unter den TOP Ten sind die Schimmelpilze, Tierepithelien, Insektengifte, Kräuterpollen und verschiedene Nahrungsmittel.

Anamnese

Wenn Sie meinen unter allergischen Symptomen zu leiden, sollten Sie einen Allergologen*in Aufsuchen. Er/sie kann den Ursachen Ihrer allergischen Reaktion nachgehen und ggf. entsprechende Therapien einleiten.
Was wird zuerst von ihm vorgenommen, wenn Sie als Patient*in in seine (ihre) Praxis kommen, da Sie, wie Sie meinen, unter allergischen Beschwerden leiden? Man wird Sie intensiv befragen, um die Allergenquelle einzukreisen. Das bezeichnet man mit Erstellung der Anamnese.
Es wird nach Art der Symptome gefragt, wo und wann sie auftreten. Treten sie z.B. draußen oder drinnen auf, zu welchen Jahreszeiten, in welchen Räumlichkeiten, bei der Zuführung bestimmter Nahrungsmittel etc.
Dazu ist es für den Arzt/die Ärztin sehr hilfreich, wenn Sie ein Allergietagebuch führen und es zur Besprechung mitbringen.
Das ermöglicht schneller den Auslöser ihrer Allergie zu ermitteln. In das Tagebuch sollten Sie die in ihren Augen noch so unbedeutende Beobachtung eintragen. Oft sind es die kleinen „Substanzen", die für die allergischen Reaktionen verantwortlich sind und die Sie vielleicht als unwichtig erachten.
Wenn der Verdacht auf eine Allergie bestehen sollte, werden bei Ihnen verschiedene Untersuchungen durchgeführt.
Es handelt sich dabei um In-vivo-Untersuchungen, d.h. die Untersuchungen werden am Menschen durchgeführt. Dem gegenüber steht die In-vitro Allergie-Untersuchung, die außerhalb des Menschen durchgeführt wird unter Verwendung Ihres Serums (wird aus Ihrem Blut gewonnen).
Auch wird ggf. ein Provokationstest mit Ihnen durchgeführt werden.
Doch den größten Baustein der Allergiediagnostik stellt die Anamnese dar.

Hauttests

Im Rahmen der In-vivo-Allergie-Diagnostik wird zuerst der Haut-Prick-Test (Skin prick Test (SPT)) durchgeführt. Das Testareal ist die Haut am Ober- und Unterarm.

Beispiel Birke

Mit einer Tropfpipette werden folgende Lösungen in einem Abstand von ca. 4 cm auf die Haut getropft: Birkenpollen, Negativkontrolle (physiologische Kochsalzlösung, 0,9%ige NaCl-Lösung) und Positivkontrolle (Histamindihydrochloridlösung).
Die Histaminlösung wird eingesetzt, da von der Mastzelle, die unter der Haut liegt, bei Kontakt mit dem Allergen auch Histamin ausgeschüttet wird und es so u.a. auch zu Quaddelbildungen und Rötungen auf der Haut kommen kann. Das wird durch Einsatz der Positiv-Histamin-Kontrolllösung nachgestellt.
Die Pricktestlösungen enthalten zur Konservierung 0,4% Phenol und, damit der Tropfen nicht von der Haut rollt, 50% Glycerin. Diese beiden Substanzen haben keinen negativen Einfluss auf das Testergebnis.
Die Spitze der Pricknadel oder Pricklanzette wird im spitzen Winkel durch die aufgetropfte Testlösung auf die Haut angesetzt und flach eingestochen. Das ist für die Patienten nahezu schmerzlos.
Dann wird die Nadel leicht angehoben, so dass unterhalb der Nadelspitze eine kleine Menge Testlösung in die Haut eindringen kann. Das Testergebnis wird nach 10 bis 20 Minuten abgelesen. Eine positive Testreaktion zeigt sich als blass gelbliche Quaddel (Ödem) mit einem umgebenden Hof (Erythem). Die Quaddel kann mit einem Kugelschreiber umrandet werden, um den Durchmesser der Quaddel zu ermitteln, der wichtig für die Aussage des Sensibilisierungsgrades des Patienten*in auf das getestete Allergen ist.
Für die Bewertung des Testergebnisses gelten Größe (Durchmesser) der Quaddel und der Hof der Histaminpositivkontrolle. Allgemein gilt Quaddeldurchmesser (hervorgerufen durch das Allergen) muss größer/gleich der Positivkontrolle sein und größer als die von der Negativkontrolle.

Auswertung der Hautpricktestung, Quaddel

Quaddel (mm)	Erythem (mm)	Wertung	Stärkenbeurteilung
< 3	< 5	0	Negativ
3 – 5	6 – 15	+	Schwach positiv (noch eventuell als negativ zu bewerten)
6 – 10	16 – 30	++	Mittelgradig positiv
11 – 15	31 – 40	+++	Stark positiv
> 15 oder Pseudopodien	> 40	++++	Sehr stark positiv

Das ist der am häufigsten eingesetzte Test, um die Sensibilisierung bei der*m Patienten*in auf ein oder mehrere Allergene schnell und einfach zu ermitteln.
Bei Nahrungsmitteln wird oft der Prick-zu-Pricktest durchgeführt. Man sticht mit der Pricknadel in den Apfel und dann in die Haut der*s Patienten*in. Hierbei muss beachtet werden, dass das Nahrungsmittel keine biogenen Amine (s. entsprechendes Kapitel) wie z.B. Histamin enthält, was zu einem falsch positiven Testergebnis führt.
Empfindlicher als der SPT ist der Intrakutan Test (i.c.). Er wird bevorzugt am Rücken oder Unterarm der*s Patienten*in durchgeführt. Mit einer Tuberkulinspritze werden jeweils 0,02 ml bis maximal 0,05 ml des Allergenextrakts streng intrakutan (in die Haut) injiziert, dazu wieder eine Positiv- und Negativkontrolle. Dieser Extrakt enthält kein Glycerin und kein Phenol. Das Testergebnis wird ebenfalls nach ca. 10 bis 20 Minuten abgelesen. Auch hier gilt als Maß die Ausprägung die Quaddelgröße der Histaminpositivkontrolle.
Der Intracutantest ist der empfindlichste Hauttest zum Nachweis der Sensibilisierung beim Patienten*in.
Da er so empfindlich ist und der Patient*in nicht so beeinträchtigt werden sollte, sollte die Testung mit der Testlösung in Zehnerpotenzen verdünnt durchgeführt werden.

Am unempfindlichsten von den Hauttests sind der Reibtest und Scratchtest, die wegen ihrer schwierigeren Kontrolle kaum noch eingesetzt werden und wohl eher der Historie zuzuordnen sind. Diese Tests sind nicht so standardisiert wie die beiden anderen Hauttests, die in der Praxisroutine häufig eingesetzt werden.
Hauttests können nicht durchgeführt werden, wenn die*der Patienten*in Antihistaminika eingenommen hat, da so die Histaminausschüttung aus der Mastzelle (s. entsprechendes Kapitel), hervorgerufen durch das Allergen bei positiver Sensibilisierung, blockiert wird.
Die Hauttests erlauben eine Auskunft über den Sensibilisierungsgrad bei der*m Patienten*in, aber nicht über die Allergie.
Auch die In-vitro-Tests erlauben nur eine Aussage über den Sensibilisierungsgrad bei der*m Patienten*in. Um die Allergie zu belegen, müssen Provokationstests (s. entsprechendes Kapitel) durchgeführt werden.
Ein weiterer Hauttest ist der Epikutantest. Hier wird eine Testkammer mit der zu testenden Substanz, z.B. Chemikalie in Salbenform, befüllt. Dann wird das Testpflaster auf den Rücken des Patienten angelegt. Nach ca. 24 Stunden wird das Pflaster abgenommen. Etwa 30 Minuten nach der Abnahme des Pflasters erfolgt die erste Ablesung, entsprechend wie oben beschrieben.

Fazit

Aktuell ist der ELISA mit flüssig Allergen (REAST). Die Hauttests sind sehr einfach in der Durchführung, nahezu schmerzlos für die*den Patienten*in und geben ein verlässliches Ergebnis bezüglich des Sensibilisierungsgrads auf das getestete Allergen wieder.

In-vitro-Allergie-Diagnostik (IVD)

Die IVD war erst möglich, nachdem Professor Dr. med. Gunnar Johansson (Schweden) (SGO Johansson) neben der In-vivo-Allergie-Diagnostik (IV), wie z.B. dem Haut-Prick-Test und Provokationstest, und das Forscherehepaar Ishizaka (USA) in den Sechzigern unabhängig voneinander das IgE (Immunglobulin E) im Blut/Serum des Menschen entdeckt hatten.

IVD wird außerhalb des Menschen durchgeführt, und zwar mit dem Serum oder Plasma des Patienten. Das Serum wird aus dem Blut, durch Zentrifugation gewonnen. Nach der Zentrifugation steht das Serum über dem Blutkuchen und kann abgegossen (dekantiert) werden und im Test eingesetzt werden.

Man kann das Blut auch ca. 3 Stunden bei Raumtemperatur stehen lassen und der Blutkuchen sinkt ab. Darüber steht das Serum.

Auch gibt es sogenannte Serumgewinnungsröhrchen wie z.B. von Sarstedt. Damit kann ganz einfach das Serum gewonnen werden.

Das Serum kann eine Woche im Kühlschrank bei 2 – 8 °C gelagert werden. Bei einer längeren Lagerung muss es bei –20°C eingefroren werden. Mehrfaches einfrieren und auftauen sollte vermieden werden. Am besten man portioniert (aliquotiert) das Serum und friert es dann separat ein.

10 ml Blut ergeben ca. 3 ml (3000 µl) Serum. Für einen Test werden überwiegend 50 µl Serum benötigt.

Der erste Test, Erstentwicklung, mit dem das spezifische IgE im Serum des Patienten gemessen wurde, war der Allergenscheiben RAST (Radio Allergo Sorbent Test). Der RAST (j125 markiertes Anti-human IgE) wurde später durch den EAST (Enzym Allergo Sorbent Test) (Enzym markiertes Anti-Human-IgE) ersetzt. So musste nicht mehr wie beim RAST mit Radioaktivität gearbeitet werden. Daher konnte der von einer größeren Ärzte-Gruppe durchgeführt werden. Heute stehen z.B. auch das Immuno CAP®-System und Flüssigallergensystem zur spezifischen IgE-Messung zur Verfügung.

Allen IVD-Messsystemen ist gemeinsam, dass im Serum oder Plasma des Patienten das entsprechende spezifische IgE gemessen wird.

Wenn eine Messung auf Birkenpollen spezifisches IgE im Serum des Patienten erfolgen soll, muss z.B. im Allergenscheiben ELISA (Enzym Linked Immuno Sorbent Assay) u.a. eine Birkenpollenallergenscheibe im Test eingesetzt werden. Darunter versteht man, dass Birkenpollen (wässriger Extrakt) kovalent an eine chemisch aktivierte Cellulosescheibe gekoppelt wird. Das Messergebnis wird in Klassen, überwiegend 0 – 6 und Units/ml 0,35 bis 100 ausgedrückt. Wenn mit dem Serum des Patienten die Klasse größer/gleich 2 gemessen wurde, so spricht man vom klinischen cut off, d.h. hier besteht Handlungsbedarf z.B. in Form von weiteren Untersuchungen. Diese spezifischen IgE-Messungen können mit unterschiedlichen Geräten durchgeführt werden, die an eine kleine Praxis oder Großlaboratorien angepasst werden können. Man kann sie manuell, halb- und vollautomatisch durchführen.

Über die IVD wird beim Patienten der Sensibilisierungsgrad bestimmt aber NICHT die Allergie. Das erfolgt über den Provokationstest.

Um die Messung bei der gesetzlichen Krankenkasse abrechnen zu können, muss der Arzt über eine OIII-Zulassung verfügen. Dazu muss er vor einem Fachgremium eine Prüfung ablegen. Auch muss er pro Jahr an Allergie-Ringversuchen teilnehmen, die z.B. von INSTAND in Düsseldorf oder dem DGKL RfB in Bonn angeboten werden.

Wenn die Grundlage der Allergie das IgE ist, so spricht man von einer Typ I Allergie. Es gibt noch die Typ II, III und IV- Allergie,die noch um Typ V und VI erweitert wurde.

Außer der Messung des spezifischen IgEs kann noch das Gesamt-IgE bestimmt werden, doch das hat bei der Allergie nicht die Aussagekraft wie die Messung des spezifischen IgEs.

Statt der Messung des Gesamt-IgEs sollte man lieber die spezifische IgE Messung durchführen, bei der Multiallergenträger im Test eingesetzt werden. Das sind Träger, z.B. Allergenscheibe, an die verschiedene Allergene gekoppelt sind. Wenn das Ergebnis negativ ist, spart man sich die Messung mit diesen Allergenen. Wenn die Messung positiv ist, muss man die Allergene messen, die sich in der Mischung befinden, um das Allergen einzukreisen, auf das der Patient sensibilisiert ist.

Ein hoher Gesamt-IgE-Spiegel muss nicht gleichbedeutend mit einer hohen Klasse sein und ein niedriger Gesamt-IgE-Spiegel nicht mit einer niedrigen Allergenklasse.

Im Rahmen der Allergiediagnostik sollten außer IV auch IVD durchgeführt werden.
Aus der Literatur ist bekannt, dass die Übereinstimmung in der Aussagekraft (IVD zum Haut Prick Test) bezüglich des Vorliegens einer Sensibilisierung bei 60 bis 80% liegt. Eine hohe EAST-Klasse muss nicht bedeuten, dass auch eine stark ausgeprägte Hautreaktion vorliegen muss und eine niedrige EAST Klasse muss nicht heißen, dass eine gering ausgeprägte Hautreaktion vorliegen muss. Zwischen den Klassen und der Stärke der Hautreaktion besteht kein linearer Zusammenhang. Aber beide Methoden, In vivo und In vitro sind wertvolle und wichtige Methoden zur Abklärung der allergischen Erkrankung beim Patienten. Yunginger und Mitarbeiter vertreten darüber hinaus den Standpunkt, dass weder die IV IVD ersetzen kann, noch umgekehrt. Jede Methode hat ihren Stellenwert im Rahmen der Allergiediagnostik.

Da IVD nicht am Patienten durchgeführt wird, sondern überwiegend mit dem Serum, kann auch u.a. auf Allergene getestet werden, die für die In-vivo-Diagnostik nicht kommerziell angeboten werden. Hier sollen dazu Fälle geschildert werden, wo IVD sehr hilfreich eingesetzt werden konnte.

Der Punker

Der Punker Charly trug immer seine Ratte Willi auf seiner Schulter, was ihm immer mehr Beschwerden bereitete und er zum Arzt ging, der ihm zum Allergologen überwies. Es war nicht nur ein Allergologe, sondern auch ein Detektiv.
Durch die Anamnese konnte er das Allergen einkreisen, und zwar die Ratte und bei Nagern ist der Urin das Allergen.
Er nahm den Urin, schickte ihn an ein Labor, das daraus einen Allergenträger herstellte und spezifische IgE-Messungen mit dem Serum des Punkers durchführten. Es wurde EAST-Klasse 4 gemessen, 20,7 U/ml. Der Verdacht des Allergologen bestätigte sich. Der Urin der Ratte Willi war die Allergenquelle. Das Fell der Ratte war damit kontaminiert und wurde vom Patienten eingeatmet. Fall über Anamnese und IVD gelöst.

Die Schulklasse

In einer Schulklasse klagten einige Schüler und Schülerinnen zunehmend über Atemnot im Klassenraum und die Augen tränten. Man zog eine Ärztin hinzu und die vermutete eine Allergie, aber worauf? Man ging alles im Klassenraum durch. Da blieb nur der Adler übrig, der an der Wand hing.

Eine Allergologin wurde hinzugezogen und die empfahl aus den Federn einen Extrakt herzustellen, um diesen zur Herstellung eines Allergenträgers einzusetzen. Es wurde ein Labor kontaktiert, das über die Technologie verfügte.

Lange Rede kurzer Sinn, mit vielen Seren der Kinder wurde mit dem Allergenträger Klassen 3 bis 5 ermittelt. Man gab sich damit aber nicht zufrieden und testete noch Hausstaubmilben und verschiedene Schimmelpilze, die man in den Federn des Adlers vermutete.

Treffer, die Allerquelle waren einige Schimmelpilze, die über IVD getestet wurden. Der Adler wurde aus dem Raum entfernt und die Beschwerden gingen bei den Kindern zurück.

Das Aquarium

Allergie und Aquarium gibt es das wirklich? Immer wenn er seine Fische mit Fischfutter fütterte, lief die Nase und tränten die Augen. Also ging er zu seiner Ärztin. Die überwies ihn an eine befreundete Allergologin. Diese ließ von einem Labor aus dem Fischfutter Allergenträger herstellen, mit denen eine spezifische IgE-Messung mit dem Serum durchgeführt wurde. Es wurde EAST-Klasse 3 gemessen. Die vermutete Allergenquelle wurde gefunden.

Aber was von dem Fischfutter löste die Allergie aus? Die einzelnen Komponenten des Fischfutters wurden zur Allergenträgerherstellung eingesetzt und das Serum wurde damit im EAST gemessen. Nur mit den Chironomiden (Zuckmücke)-Allergenscheiben wurde die Klasse 3 gemessen, mit den anderen Allergenträgern die Klasse 0.

So konnte über die IVD-Messung das Allergen ganz genau ermittelt werden.

Der Patient stellte auf ein anderes Fischfutter um, ohne Chironomiden, und hatte keine allergischen Beschwerden mehr.

Die Gummibärchen

Sie aß eine Handvoll Gummibärchen beim Fernsehen und bekam danach kaum noch Luft. Zum Glück klang das ab. Da sie einen medizinischen Hintergrund hatte, vermutete sie eine allergische Reaktion auf die Gummibärchen.
Also ging Sie zu Ihrem Allergologen und nahm die Tüte Gummibärchen mit. Der schickte diese an sein Labor. Aus den Gummibärchen wurden Allergenträger hergestellt und das Serum wurde gemessen. Es wurde die Klasse 5 ermittelt.
Aber welche Komponente löste nun die Allergie aus?
So wurden aus den wohl in Frage kommenden Komponenten Allergenträger hergestellt und eine spezifische IgE-Messung wurde durchgeführt. Die Gelatine war allein positiv. Es wurde die EAST-Klasse 5 gemessen.

Der Angler

Er nahm den Köder und befestigte ihn am Angelhaken. Weil etwas im Auge war, wischte er mit den Fingern im Auge. Seine Augen begannen sofort zu tränen, färbten sich rot, seine Nase lief und er bekam schwer Luft. Was war denn das, fragte er sich. Da muss ich zum Arzt gehen.
Sein Arzt hatte die Zusatzbezeichnung Allergologie und er vermutete sofort eine allergische Reaktion auf den Köder. Seiner Praxis war ein Labor angeschlossen. Das stellte aus dem Köder einen Extrakt her und setzte ihn zur Herstellung eines Allergenträgers ein. Die spezifische IgE-Messung ergab die Klasse 4. Wie vermutet konnte das Allergen über IVD ermittelt werden.
Nun war interessant, was der Köder war. Es war die Larve, die blauschimmernde Schmeißfliege. Leider bedachte man nicht, dass aus den Larven die Fliegen schlüpften, ja und da schwirrten eine Vielzahl von dicken „Brummern“ durch das Labor.
Der Angler stellte seinen Köder um und hatte keine allergischen Beschwerden mehr.

Fazit

Das war nur ein kleiner Exkurs zu IVD und Diagnostik. Da IVD ja außerhalb des Patienten geschieht, können auch vermeintlich hoch potente Allergene getestet werden, was ein großer Vorteil gegenüber der IV-Diagnostik ist. Auch können Allergene getestet werden, die zu IV, wie z.B. dem Haut-Prick-Test, kommerziell nicht angeboten werden.

IVD stellt, wie oben schon aufgeführt, eine sehr gute Ergänzung für die IV-Diagnostik und zur Anamnese dar, wobei die Anamnese der größte Baustein bei der Allergiediagnostik ist. Beides sind wichtige Bausteine bei der Allergiediagnostik.

Blut, Serum, Plasma

Blut ist eine Körperflüssigkeit. Das Blut besteht aus speziellen Zellen und Blutplasma. Der Mensch enthält ca. 70 bis 80 ml Blut pro kg Körpergewicht. Ein Erwachsener weist somit ca. 6 – 7 l Blut im Körper auf.
Aus dem Blut werden das Serum und Plasma gewonnen.
Serum ist der flüssige Teil des Blutes nach abgeschlossener Blutgerinnung. Es kann durch Zentrifugation des Blutes aus dem Blut gewonnen werden. Nach der Zentrifugation steht das häufig gelbliche Serum über dem Blutkuchen. Nach der Zentrifugation des Blutes bleiben ca. 33% Serum. Wenn dem Patienten*in z.B. 3 ml Blut abgenommen werden liegen nach der Zentrifugation ca. 1 ml Serum = 1000 µl vor. In vielen Tests zur spezifischen IgE-Messung (IVD) werden 50 µl Serum eingesetzt. Also könnten mit den 1 ml Serum 20 „Allergene" gemessen werden.
Kommerziell werden spezielle Serumgewinnungsröhrchen angeboten, die eine Zentrifugation ersetzen können. Damit kann auf einfache Weise Serum aus dem Blut gewonnen werden.
Das Serum kann vom Blutkuchen vorsichtig abdekantiert (abgegossen), oder mit einer Pipette vorsichtig abgehebert werden.
Auch kann das Serum durch Stehenlassen des Blutes bei Raumtemperatur gewonnen werden. Der Blutkuchen sackt ab und darüber steht das Serum.
Zur spezifischen oder Gesamt-IgE-Messung wird überwiegend Serum eingesetzt. Mit Plasma können die Tests auch durchgeführt werden.
Plasma besteht aus dem Überstand nach der Zentrifugation des Vollbluts bei Zugabe von Antikoagulantien wie EDTA, Citrat, Heparin.
Blutplasma ohne diesen Zusatz wird als Blutserum bezeichnet.

Seren und Plasmen werden kommerziell angeboten, wie z.B. von AllergoSera (Hamburg). So etwas wird z.B. im größeren Maßstab bei der Testkitentwicklung benötigt.

Stabilisieren kann man das Serum durch Zusatz von 0,9% Natriumazid (NaN_3) oder durch Lyophilisation (Gefriertrocknung). Das lyophilisierte Serum muss dann mit Flüssigkeit zum Testeinsatz rekonstituiert werden.

Größere Serummengen sollten aliquotiert (verteilt) werden, da man Serum nicht so häufig einfrieren und auftauen soll, was die Qualität negativ beeinflusst.
Anmerken möchten wir, dass 10-maliges einfrieren und auftauen des Serums das EAST-Ergebnis (Klassen) nicht negativ beeinflusste.

Einmalhandschuhe müssen beim Arbeiten mit Seren getragen werden. Serum darf nicht mit dem Mund pipettiert werden, sondern nur mit entsprechenden Pipetten.
Alles, was mit Serum in Kontakt kam, muss separat gesammelt werden.

Wenn sie über einen Autoklav verfügen sollten, können Sie das dann autoklavieren und danach als normalen Müll vernichten, ansonsten ist es Sondermüll.

Personen, die mit Serum arbeiten sollen, müssen eine Serumbelehrung bekommen, zu ihrer Sicherheit und zur Sicherheit der Kollegen*innen.

Physikalische Eigenschaften der menschlichen Haupt-Immunglobulinklassen

Im allergischen Geschehen spielt das Immunglobulin E (IgE) die Hauptrolle. Ohne auf dessen klinische Bedeutung (außer IgE, s. entsprechendes Kapitel) einzugehen, sollen hier die physikalischen Eigenschaften der menschlichen Haupt-Immunglobuline kurz aufgezeigt werden.

WHO-Bezeichnung	IgG	IgA	IgM	IgD	IgE
Molekulargewicht (Dalton)	150 000	160 000	900 000	185 000	200 000
Konzentration im normalen Serum	8 – 16 mg/ml	1,4 – 4 mg/ml	0,5 – 2 mg/ml	0 – 0,4 mg/ml	17 – 450 ng*/ml
Gesamtes Immunglobulin (%)	80	13	6	0-1	0,002
Kohlenhydratbestandteil (%)	3	8	12	13	12

Ng = 10-9 g, WHO = World Health Organisation (Welt-Gesundheits-Behörde)

Typ-Klassen der allergischen Erkrankung

Die Einteilung der allergischen Erkrankungen erfolgt nach Coombs und Gell. Der Typ I umfasst die klassische allergische Sofortreaktion, die über das IgE (Immunglobulin E (IgE)) mediiert ist. Dazu zählen allergische Krankheitsbilder wie z.B. Asthma bronchiale, Rhinokonjunktivitis, Urtikaria, Anaphylaxie, eben die Krankheitsbilder, die von den klassischen allergischen Erkrankungen bekannt sind.

Seltener als die Typ 1-Reaktion sind die Typklassen II – IV, die bei den Allergien, die in diesem Komplex beschrieben werden, so gut wie keine Rolle spielen. Bei diesem Komplex liegt der Schwerpunkt nur auf den Allergien vom Typ I, denn auf den anderen Gebieten sind wir kein Experte, um dazu ausführlich etwas zu sagen/schreiben zu können. Unser Arbeitsgebiet basiert überwiegend auf dem des IgEs.

Neu vorgeschlagen wurden die Typ V- und VI-Reaktionen. Diese beiden Typen V und VI haben aber mit der klassischen Definition von Coombs und Gell nichts zu tun, sondern wurden später ergänzend erstellt.

Die meisten Allergien gehören der Typ Klasse I an.

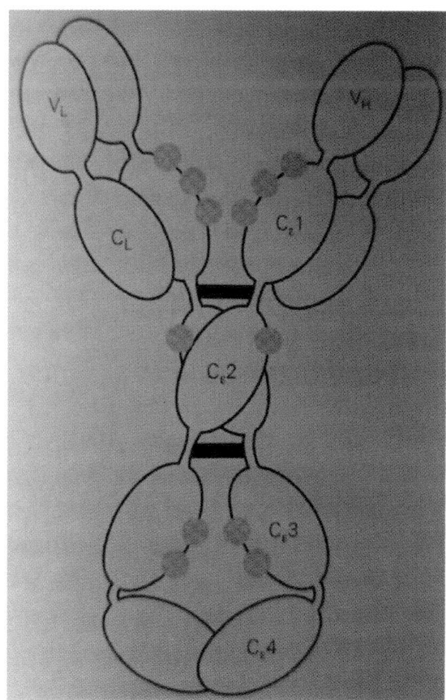

Abb. IgE

Molekulare Allergologie

Allergene bestehen überwiegend aus Proteinen (Eiweiß) mit unterschiedlichen Molekulargewichten. Die Molekulargewichte der Proteine werden über die SDS-PAGE und die der Allergene über den Westernblot bestimmt. Die Allergene werden in Haupt-, Intermediär- und Minorallergene eingeteilt.

Bei der molekularen Allergologie werden diese Einzelallergene, überwiegend die Hauptallergene, zur spezifischen IgE-Messung eingesetzt. Diese können nativ wie z.B. über die Säulenchromatographie oder gentechnologisch (rekombinant) hergestellt werden, was am häufigsten stattfindet.

Man kennt viele Hauptallergene, so ist z.B. das Hauptallergen bei Birkenpollen Bet v1, beim Schimmelpilz *Alternaria alternata* Alt a 1, beim Wiesenlieschgras Phl p 1 und Phl p5 und bei der Hausstaubmilbe *Dermatophagoides pteronyssinus* Der p1 und Der p2. Diese werden häufig im Rahmen der molekularen Allergologie im Rahmen der spezifischen IgE-Messung eingesetzt.

Auch von Nahrungsmitteln sind Einzelallergene bekannt wie beim Hühnerei Ovalbumin und Ovomucoid oder der Kuhmilch Casein, Alpha Lactalbumin und Beta Lactoglobulin.

Das ist nur ein kleiner Ausschnitt von dem, was heute als native oder rekombinante Einzelallergene hergestellt und zur spezifischen IgE-Messung eingesetzt wird.

Birkenpollenallergiker*in würde man mit einem Bet v 1-Allergenträger messen. Bet v1 (B-I) könnte nahezu den Gesamtbirkenpollenallergenextrakt ersetzen, denn 90 – 95% dieser Allergiker*innen sind darauf sensibilisiert. Das gleiche gilt für Alt a 1 bei *Alternaria alternata* sensibilisierten Patienten.

Einige Minorallergene spielen bei der Kreuzreaktion eine wichtige Rolle, wie das Minorallergen der Birke Bet v2 (Profilin). Wenn Bet v 2 bei der spezifischen IgE-Messung positiv anzeigt, muss an die kreuzreaktiven pollenassoziierten Nahrungsmittel wie z.B. Apfel gedacht werden.

Wenn das Minorallergen Tropomyosin (Muskelprotein) Der p 10 positiv anzeigt, muss an die Kreuzreaktion *Dermatophagoides pteronyssinus* und Krustaceen gedacht werden.

Solche spezifischen IgE-Messungen werden mit Microarraysystemen durchgeführt, die teilweise an die 100 Einzelallergene aufweisen.
Man hoffte, dass Einzelallergene auch bei der spezifischen Immuntherapie (SIT) zum Tragen kommen würden, doch dem Stehen die Anforderungen der Zulassung, Paul Ehrlich Institut, entgegen. Aber wenn z.B. in einem Birkenpollenextrakt das Hauptallergen Bet v 1 nicht nachgewiesen werden kann, wird die SIT nicht erfolgreich verlaufen.
Wunsch wäre, die spezifische IgE-Messung mit dem Serum des Patienten mit diversen Einzelallergenen durchzuführen, um dann auf Basis der Positivergebnisse einen maßgeschneiderten Allergenextrakt zur Therapie herzustellen, der nur die Allergene enthalten würde, auf die der/die Patient*in ein positives Signal zeigte. Das bezeichnet man als Patient tailored Extract. Aber so etwas wird es auf Grund der behördlichen Anforderungen wohl in absehbarer Zeit nicht geben.

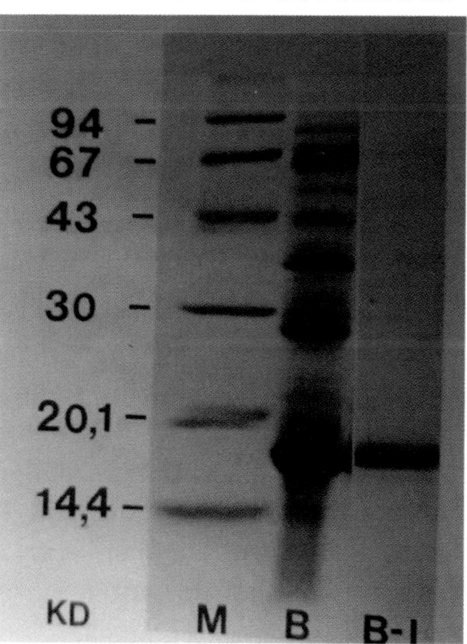

So hat die molekulare Allergologie ihren Platz im Rahmen der Kreuzreaktivitäts-Betrachtungen und dem Forschungsinteresse und Charakterisierung von Allergenextrakten.
Der Wissenschaft hat die molekulare Allergologie wichtige Einblicke in den molekularen Aufbau von Allergenextrakten und Sensibilisierungsmustern bei Patienten*innen vermittelt.

Provokationstests

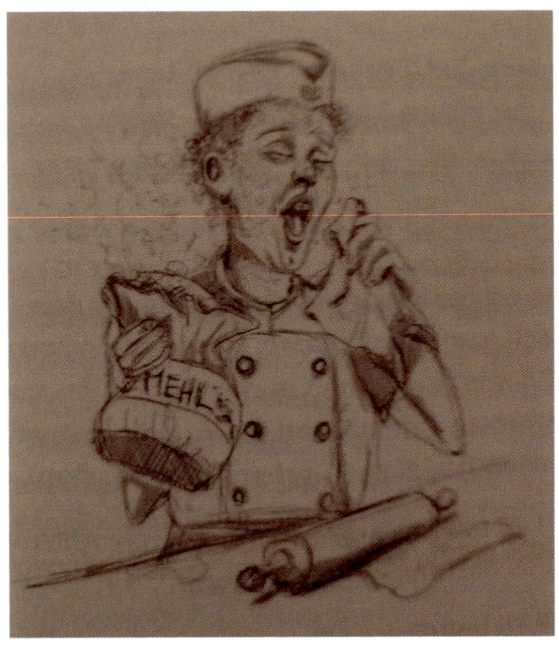

Der Haut-Pricktest, Intrakutan-Test und die spezifische IgE-Messung geben nur Auskunft über den Sensibilisierungsgrad beim Patienten*in.

All das sagt nichts über die Allergie aus, obwohl Herr Professor Erich Fuchs sagte, dass eine positive Sensibilisierung auf eine Allergie im Wartezustand bei dem Patienten*in hindeutet, d.h. eine Sensibilisierung kann sich unter bestimmten Voraussetzungen zur Allergie beim Patienten*in auswachsen.

Als Beispiel möchten wir dazu anfügen:

„Eine Patientin hielt in ihrer Wohnung eine Katze und hatte auf Katzenepithelien eine EAST Klasse 5 bei der spezifischen IgE-Messung, d.h. sie war sehr hoch sensibilisiert auf die Katze/Haare, aber sie hatte keine allergischen Symptome“. Hier könnte das zutreffen, was Herr Professor Erich Fuchs sagte: die Allergie im Wartezustand. Es fehlt nur ein kleiner Trigger, vielleicht noch intensiverer Kontakt mit der Katze, und aus der Sensibilisierung wird eine allergische Reaktion auf die Katze/Haare.

Auch die Anamnese, d.h. die Befragung des Patienten durch den Arzt, gibt nicht immer für den Arzt*in ein schlüssiges Bild zur allergischen Erkrankung des Patienten*in ab.

Ob eine Allergie vorliegt, kann nur über die Provokationstests vom Allergologen*in ermittelt werden.

Zu den Tests zählen die bronchiale-, nasale-, konjunktivale- und bei der Nahrungsmittelallergie die orale Provokation, die hier als goldener Standard bezeichnet wird.

Auch gibt es noch die arbeitsplatzbezogene Provokation, wie z.B. zur Abklärung des Bäckerasthmas.
Was man unter diesen Provokationstests versteht und wie sie beim Patienten durchgeführt werden sollen, soll hier kurz aufgeführt werden (Beispiel Birkenpollen).
Bei der bronchialen Provokation darf pro Tag nur ein Allergen getestet werden. Es werden unterschiedliche Konzentrationen der Allergenlösung, in diesem Fall Birkenpollen, getestet. Man beginnt mit einer sehr niedrigen Konzentration der Birkenpollentestlösung, die dann gesteigert wird. Zur Durchführung wird die Allergenlösung von dem Arzt*in in den Vernebler (spezielles Gerät) eingebracht. Um eine unspezifische Reaktion beim Patienten*in auszuschließen erfolgt erst die bronchiale Provokation mit physiologischer Kochsalzlösung (0,9% ig NaCl) (Kontrolllösung).
Die Inhalation des Birkenpollenallergenextrakts über den Vernebler wird dann sofort abgebrochen, wenn die erste klinische Symptomatik beim Patienten*in auftritt. Es würden die gleichen Symptome auftreten wie die, die man in der freien Natur bekommt, bei Kontakt hier mit den Birkenpollen. Zusätzlich wird auch noch der Lungenparameter gemessen, der sogenannten FEV-Wert.
Bei der nasalen Provokation sollen pro Tag maximal zwei Allergene getestet werden. Auch hier muss vor jeder Testung mit dem Allergen eine Vortestung mit der Kontrolllösung erfolgen.
Bei der nasalen Provokation wird die Kontroll- und Testlösung durch einen einzigen Druck auf den Rand des Nasenadapters in das besser durchgängige Nasenloch gegeben. In das besser durchgängige Nasenloch werden unter Sicht mit Hilfe eines Nasenspekulums und einer Tuberkulinspritze etwa 2 Tropfen auf den Kopf der unteren Muschel geträufelt. Wenn der Patient*in auf das entsprechende Allergen allergisch reagiert, fängt die Nase an zu laufen oder er fängt an zu niesen, entsprechend den Symptomen des Heuschnupfens (Rhinitis, Rhinoconjunctivitis), die aus dem Aufenthalt in der Natur bekannt sind.
Auch die nasale Provokation ist bei der Diagnostik angebracht, um die Allergie nachzuweisen bzw. zu belegen.
Ein weiteres diagnostisches Instrument ist die konjunktivale Provokation. Bei der konjunktivalen Provokation wird zuerst zum Ausschluss einer unspezifischen Reaktion die Kontrolllösung in den unteren

Konjunktivalsack des Auges geträufelt. Wenn nach 10 Minuten keine Reaktion sichtbar ist, wird die Allergenlösung dort hinein appliziert. Man beginnt auch hier mit niedrigen Konzentrationen. Bei negativem Ausfall wird die Konzentration entsprechend erhöht. Eine positive Reaktion zeigt sich durch Rötung des Auges und Tränenfluss beim Patienten, was als Konjunktivitis vom Arzt*in bezeichnet wird.
Neuere Untersuchungen ergaben, dass der Konjunktivaltest zum Nachweis der allergischen Erkrankung beim Patienten*in teilweise verlässlicher ist als die anderen Provokationstests, wie der bronchiale und nasale Provokationstest.

Die orale Provokation wird zum Nachweis einer Nahrungsmittelallergie durchgeführt. Sie wird als der Goldstandard für den Nachweis der Nahrungsmittelallergie bezeichnet. Der Patient*in schluckt eine Kapsel mit dem entsprechenden Allergen/Nahrungsmittel. Wenn er auf das Nahrungsmittel allergisch reagiert, wird es zu den typischen Symptomen einer Nahrungsmittelallergie kommen wie z.B. Durchfall und Übelkeit.
Wenn Stellungnahmen zu Berufsgenossenschaftlichen Fragestellungen gefordert werden, wird man eine arbeitsplatzbezogene Provokation durchführen. Das gilt z.B. für den Nachweis des Bäckerasthmas. Hier wird der/die Patient*in in der Praxis des/der Arztes*in mit dem Mehl hantieren, mit dem er auch in seinem Arbeitsleben in Kontakt ist. Im Mehl können auch Vorratsmilben wie *Acarus siro*, *Tyrophagus putrescentiae* und *Lepidoglyphus destructor* und der Reismehlkäfer (*Tribolium confusum*) vorkommen. Diese Allergene sollten bei einem positiven Ausfall der arbeitsplatzbezogenen Provokation mit dem Mehl auch getestet werden, um die Allergenquelle zu lokalisieren.
Das gilt auch für Allergien in der Landwirtschaft. Heu und Stroh sind keine reinen Allergene, sondern deren Kontamination mit überwiegend den Vorratsmilben, Hausstaubmilben, Schimmelpilzen und Pollen. Diese Allergene müssen zur Einkreisung des Allergens mit getestet werden.
Dem Allergologen*in stehen zur Allergiediagnostik viele Möglichkeiten zur Verfügung, um die Quelle für die allergische Reaktion des Patienten*in zu erfassen, um dann ggf. eine spezifische Immuntherapie einzuleiten.

Allergische Kreuzreaktionen Teil 1

Was versteht man unter Kreuzreaktion?

Einfach ausgedrückt versteht man darunter, dass unterschiedliche „Substanzen" gemeinsame Allergene aufweisen. Das gilt nicht nur wenn die „Substanzen" der gleichen botanischen oder zoologischen Familie angehören, sondern auch wenn das nicht zutrifft, was schwerer zu verstehen ist. Darauf wird in Teil 2 eingegangen.
Kreuzreaktivität zwischen verschiedenen Gräserpollen:
Zwischen den Süßgräsern (Gramineaen) wie den Pollen von *Phleum pratense, Dactylis glomerata, Lolium perenne, Holcus lanatus Poa pratensis Festuca pratense* aber auch Roggen (*Secale cereale*) besteht eine 100%ige Kreuzreaktion.
Für Gräserpollenallergiker*in bedeutet das, wenn man z.B. auf die Pollen von *Phleum pratense* allergisch reagiert bzw. sensibilisiert ist, wird man auch auf die von z.B. *Dactylis glomerata* und *Secale cereale* allergisch reagieren wird.

Kreuzreaktivität und spezifische Immuntherapie (SIT)

Zur spezifischen Immuntherapie können auf Grund der Kreuzreaktion somit Allergenextrakte eingesetzt werden, die sich aus den kreuzreaktiven Gräserpollen, wie z.B. einer 6-Gräserpollenmischung (s.o.), zusammensetzen, oder der Allergenextrakt besteht nur aus *Phleum pratense-pollen* (Wiesenlieschgras).
Oft wird auch 50 zu 50 Gräser/Roggen genommen, was aus wissenschaftlicher Sicht, wegen der Kreuzreaktion eigentlich keinen Sinn macht. Ein Gras aus den oben aufgeführten Gräsern würde für die SIT genügen.
Auf Grund der stark ausgeprägten Kreuzreaktion kann die 6-Gräserpollenmischung wie ein einzelnes Gras (Pollen) angesehen werden.

Kreuzreaktivität bei verschiedenen Baumpollen

Bei den Baumpollen spielt die Kreuzreaktion zwischen den Pollen der Birke, Erle und Hasel die wichtigste Rolle. Sie gehören der botanischen Familie der Betulaceaen an. In der Praxis heißt es, dass wenn man auf die Birkenpollen allergisch reagiert bzw. darauf sensibilisiert ist, wird man auch auf die Haselpollen allergisch reagieren. Die können schon bei einem wärmeren Winter im Dezember fliegen, wohingegen sich die Birken- und Erlenpollen im März/April in der Luft befinden und bei entsprechend disponierten Personen allergische Symptome hervorrufen.
Auf Grund der Kreuzreaktion zieht sich der Leidensweg der entsprechenden Allergiker*innen über mehrere Monate hin.

Spezifische Immuntherapie (SIT)

Zur SIT kann sowohl die 3-Baumpollenmischung Birke, Erle, Hasel eingesetzt werden als auch nur z.B. die Birke, wegen der Kreuzreaktion zwischen den drei Baumpollenarten der botanischen Familie Betulaceae.

Oleaceaen

Zu den Oleaceaen zählen die Esche-, Flieder- und Ölbaumpollen. Auch hier liegt eine Kreuzreaktion vor. So sollte ein*e Eschepollenallergiker*in nicht gerade Urlaub z.B. in Griechenland machen, wenn die Ölbaumpollen fliegen. Er/sie wird da die gleichen allergischen Symptome bekommen wie zu Hause in Deutschland, wenn sich die Eschepollen in der Luft befinden.

Partielle Kreuzreaktion

Wie mit Kollegen gezeigt werden konnte, besteht eine partielle Kreuzreaktion zwischen den Pollen der Esche (Oleaceae) und Birke (Belulaceae). Sinnvoll ist es deshalb, wenn Birkenpollenallergiker*innen auch auf die Esche hin getestet werden und umgekehrt. Das kann z.B. über den Haut-Prick-Test oder die spezifische IgE-Messung erfolgen.

Hausstaubmilben und Kreuzreaktion

Im Hausstaub sind die wichtigsten Hausstaubmilben *Dermatophagoides pteronyssinus* und *Dermatophagoides farinae*. Mit Mitarbeitern konnte gezeigt werden, dass zwischen verschiedenen Hausstaubmilben eine Kreuzreaktion besteht.

Spezifische Immuntherapie (SIT)

Häufig wird zur SIT eine Mischung 50% *Dermatophagoides pteronyssinus* und 50% *Dermatophagoides farinae* eingesetzt. Auf Grund der sehr stark ausgeprägten Kreuzreaktion würde zur SIT auch nur die Hausstaubmilbe *Dermatophagoides pteronyssinus* genügen. So wird es z.B. in Schweden gehandhabt.
Diese hohe Kreuzreaktion konnte auch durch spezifische IgE-Messungen, durchgeführt mit 25 Seren von Hausstaubmilbenallergikern, belegt werden. Es wurden mit allen vier Hausstaubmilben *Dermatophagoides pteronyssinus, Dermatophagoides farinea, Dermatophagoides microceras* und auch *Euroglyphus maynei* sehr vergleichbare Allergenklassen gemessen. Der Mittelwert lag bei Klasse 3,2 bis 3,9. Zur Messung wurde der REAST (Enzym Allergo Sorbent Test) eingesetzt, wobei die 25 Seren mit vier unterschiedlichen Hausstaubmilben (s.o.) -Allergenscheiben gemessen wurden.
Weiter belegt werden konnte das über den EAST-Hemmtest und der Westernblotinhibition, die wichtigen Methoden im Rahmen der Allergenextraktforschung darstellen.

Vorratsmilben

Neben den Hausstaubmilben gibt es noch die Vorratsmilben wie *Acarus siro, Tyrophagus putrescentiae* etc. Es liegt keine Kreuzreaktion zu den Hausstaubmilben wie z.B. zu *Dermatophagoides pteronyssinus* vor. Selbst innerhalb der Vorratsmilben gibt es wohl keine Kreuzreaktion.

Kreuzreaktivität Kräuter?

Zwischen den Kräuterpollen wie von Beifuß und Wegerich liegt keine Kreuzreaktion vor. Diskutiert wird eine partielle Kreuzreaktion zwischen den Pollen von Beifuß und dem bei uns relativ neuen Allergen Ragweed (Traubenkraut, *Ambrosia elatior*). Unsere Untersuchungen ergaben, dass dort keine Kreuzreaktion vorliegt, was durch Einsatz verschiedenes Protein/biochemischer Methoden nachgewiesen werden konnte.
Zwischen False, Giant und Short Ragweed konnte mit Kollegen*innen, eine 100%ige Kreuzreaktion aufgezeigt werden.

Allergische Kreuzreaktionen Teil 2

Erinnerung (s. Teil 1)

Noch einmal zur Erinnerung: Salopp ausgedrückt versteht man unter einer Kreuzreaktion, dass unterschiedliche „Substanzen" gemeinsame Allergene aufweisen.
Pollenassoziiertes kreuzreaktives Nahrungsmittel-Allergiesyndrom:
So können Birkenpollenallergiker*innen nach dem Genuss von Äpfeln allergische Reaktionen zeigen.

Apfelsorten

Besonders weisen Granny Smith und Golden Delicious (grüne Äpfel) die höchste allergene Aktivität auf, nicht die alten Sorten, die man aus dem Garten der Großmutter kennt, denn diese weisen eine geringere Allergenität auf. Mit dem Reifegrad nimmt die Allergenität zu.

Profilin (Bet v 2), Panallergen

Zwischen den Birkenpollen, Äpfeln, Karotten und Nüssen gibt es eine Kreuzreaktion. Die Allergene Profilin (Bet v 2), Bet v1 (Hauptallergen Birke) und Mal d1 (Hauptallergen Apfel) spielen bei der Kreuzreaktion Birke/Apfel eine sehr wichtige Rolle. Profilin ist ein Minorallergen und wird als Panallergen bezeichnet.

Wo befinden sich die Apfelallergene?

Mit dem von Dr. Wahl entwickelten Magic Stick (INA-Technologie, mehr Informationen gern auf Anfrage von mir) konnte er nachweisen, dass sich die Allergene direkt unter der Schale und nahe am Kern des Apfels befinden.

Nüsse

Birkenpollenallergiker*innen können auch auf Nüsse, oft Haselnüsse, bedingt durch die Kreuzreaktion, allergisch reagieren, sowie Karotte und rohe Tomate.

Beifußpollen und mehr

Beifusspollenallergiker*innen können auf Gewürze und Sellerie allergisch reagieren. Man spricht hier vom Beifusspollen-Gewürz-Selleriesyndrom, das vor einigen Jahren noch um Lychee erweitert wurde.
Ragweed (Traubenkraut, *Ambrosia elatior*) zeigt eine Kreuzreaktion zur Melone.
Gräser partiell auf Kiwi, Kartoffel (roh) und Erbse.
Das muss aber nicht heißen, dass man immer auf die kreuzreaktiven Nahrungsmittel allergisch reagiert. Es ist ein KANN und kein MUSS, so kann man sich wohl als entsprechender Pollenallergiker*in Reaktionen nach dem Genuss von bestimmten Nahrungsmitteln besser erklären.
Hier ist besonders auf Sellerie hinzuweisen, der oft ein verstecktes Allergen ist und z.B. als Gewürz nicht immer deklariert wird, was für Beifußpollenallergiker*innen sehr fatal sein kann.
Hausstaubmilbe wie *Dermatophagoides pteronyssinus*:
Hausstaubmilbenallergiker*innen wie z.B. *Dermatophagoides pteronyssinus* können allergische Reaktionen auf Krustaceen wie z.B. Hummer, Garnele und Shrimps zeigen. Das gemeinsame Allergen, das für die Kreuzreaktivität verantwortlich ist, ist das Muskelprotein Tropomyosin, welches wie Profilin auch als Panallergen bezeichnet wird. Bei *Dermatophagoides pteronyssinus* wird es mit Der p10 bezeichnet.

Latex

Bei Latex gibt es eine Kreuzreaktion zur Banane und zur rohen Kartoffel. Bei der Kartoffel ist es das Allergen Patatin.
Auch können Latexallergiker auf *Ficus benjamina* (Birkenfeige) allergisch reagieren. Das ist auf den latexartigen Saft zurückzuführen, den die Blätter absondern. Der Hausstaub legt sich auf die Blätter, bindet diesen und die darin enthaltenen Allergene, die mit dem Hausstaub von der Person eingeatmet werden.

Katze, Hund

Bei Tieren wie Katze und Hund wird das entsprechende Albumin als gemeinsames Allergen oft diskutiert, wobei Katzen- und Hundealbumin ein Minorallergen ist, d.h. kleiner/gleich 25% der entsprechenden Allergiker*innen reagieren auf dieses Einzelallergen allergisch bzw. sind darauf sensibilisiert.

Medikamente

Bei Medikamenten wird eine mögliche Kreuzreaktion zwischen Penicillin und Amoxycillin diskutiert, einige der wenigen Allergene die keine Proteine sind.

Gelatine

Dr. Wahl konnte gemeinsam mit Herrn Professor Kleinhans (Stuttgart) zeigen, dass es eine Kreuzreaktion zwischen der Gelatine, z.B. verarbeitet in Gummibärchen, und Volumenersatzmittel/Plasmaexpander gibt, das aus modifizierter Gelatine besteht.

Katze, Schweinefleisch

Eine Kreuzreaktion konnte zwischen Katzenhaaren und Schweinefleisch ermittelt werden, wobei hier Alpha Gal eine wichtige Rolle spielt.

Küchenschabe

Zwischen der Küchenschabe *Periplaneta americana* und *Blatella germanica* besteht eine Kreuzreaktion. Das ist wieder leichter zu verstehen, denn sie gehören der gleichen zoologischen Familie an.

Spezifische Immuntherapie (SIT)

Können Nahrungsmittelallergien über die klassischen assoziierten Allergene therapiert werden? Es konnte gezeigt werden, dass nach der spezifischen Immuntherapie (SIT) mit einem Birkenpollenpräparat der Patient (er war auch auf Birkenpollen sensibilisiert) wieder besser Äpfel vertragen konnte.
Mehr ist uns zu diesem Ansatz noch nicht aus der Literatur bekannt.

Unsere Gedanken dazu: Wir denken dabei an die Therapie von Gewürzallergien über die SIT mit einem Beifusspollenpräparat, oder Garnele mit der SIT eines Hausstaubmilbe *Dermatophagoides pteronyssinus*-Präparates.
Ein sehr interessanter Ansatz zur SIT von Nahrungsmitteln: Bei entsprechend durchgeführten SIT sollte der Allergologe*in auch nach der Verträglichkeit der jeweils dazu gehörigen kreuzreaktiven Nahrungsmittel den Patienten*in befragen.

Etwas Spannendes und Interessantes

Eine Patientin reagierte allergisch auf Ihr Parfüm, wie ein Arzt telefonisch mitteilte. „Was kann man da machen?“ Dr. Wahl dachte, Parfüm, was wird da so verarbeitet – etwas von Blumen, Gewürzen. Er sagte ihm, er solle die Patientin auf Beifußpollen testen. Der Haut-Prick-Test, durchgeführt mit einer Beifußpollen-Pricktestlösung, war positiv. Er riet ihm also eine SIT mit einem Beifußpollenpräparat durchzuführen. Es dauerte nicht lange, da erfuhr Dr. Wahl, dass die Patienten durch die SIT mit dem Beifußpollenpräparat ihr Parfüm wieder vertragen konnte. Auch wurden die Symptome auf die Beifußpollenallergie deutlich durch die SIT gelindert.
Also wurden zwei Fliegen mit einer Klappe geschlagen. Somit lag da wohl auch eine Kreuzreaktion zu Substanzen aus dem Parfüm und den Beifußpollen vor. Welche Substanzen das waren, das wurde von uns nicht weiter untersucht.
Der Ansatz war richtig. Die Patientin, der Allergologe und ich waren zufrieden. Man muss schon mal über den Tellerrand hinaussehen und etwas seine Fantasie spielen lassen. Ziel muss es immer sein, dass dem/der Patienten*in geholfen wird.

Einschätzung

Wir sind der Meinung, dass den Kreuzreaktionen bei der Beurteilung und Behandlung allergischer Erkrankungen viel mehr Beachtung geschenkt werden sollte als bis jetzt.
Bei der Untersuchung zur Kreuzreaktivität kann die molekulare Allergologie sehr hilfreiche Hinweise, im Rahmen der In-vitro-Allergie-Diagnostik geben.

Nahrungsmittel und Kreuzreaktion (Auszug)

Pollenassoziierte kreuzreaktive Nahrungsmittel

Birkenpollen	Frischobst wie Kernobst, Steinobst wie Apfel (überwiegend Granny Smith, Golden Delicious), Nüsse besonders Haselnüsse auch in verarbeiteter Form (in Schokoladen, Kuchen etc.), Karotte, rohe Tomate, Sellerie, Kiwi
Gräserpollen	Rohe Kartoffel, Soja, Erdnuss, Erbse, Kiwi
Beifusspollen	Gewürze, Sellerie, Karotten, Litschi, Zwiebel, Kamillentee
Milben und Nahrungsmittel	Hausstaubmilbe *Dermatophagoides pteronyssinus* mit Crustaceen wie Hummer, Garnele, Languste, Krabbe, Shrimps

CCD (Cross reactive carbohydrate determinants)

CCD spielt bei der Betrachtung zur Kreuzreaktivität (s. entsprechende Kapitel dazu) eine zu beachtende Rolle.
Eine Vielzahl an Allergenen sind Glycoproteine, d.h. das Protein hat noch einen Kohlenhydratanteil.
Diese Struktur ist für eine breite Kreuzreaktivität verantwortlich.
Es ist noch nicht gesichert, ob die IgE-Antikörper gegen CCD eine eigene klinische Relevanz haben oder nicht.
Sie erschweren sogar in einigen Fällen die Interpretation des spezifischen IgE Nachweises im Serum des/der Patienten*in.
Davon sind besonders die niedrigen Klassen, z.B. EAST-Klassen, betroffen.
Für CCD-Messungen werden entsprechende Messsysteme kommerziell angeboten. Es kristallisieren sich dabei folgende Gruppen heraus, wenn mit dem Serum des/der Patienten*in eine niedrige EAST-Klasse (1 – 2) gemessen wird:
Gemüse und Früchte, aber auch Latex und Bienen-/Wespengift müssen berücksichtigt werden.
Man sollte bei der spezifischen IgE-Messung mit an CCD denken und somit an die entsprechenden Messungen.

Prävention

Die Prävention spielt im Rahmen der Allergenvermeidung eine wichtige Rolle. Hier sollen Tipps gegeben werden, wie man die Prävention als Allergiker*in umsetzen kann. Es sollen überwiegend allgemeine Tipps gegeben werden. Entscheiden bitte Sie welche Art der Prävention bei Ihrer allergischen Erkrankung am geeignetsten zu sein scheint.

*Hausstaubmilbenallergiker*in*

- Bettwäsche regelmäßig wechseln und waschen und ggf. mit Encasings, bestehend aus milbenundurchlässigem Material, überziehen. Bitte nicht die Matratze dabei vergessen.
- In der Wohnung auf sogenannte Staubfänger verzichten. Auch wenn es etwas ungemütlich zu sein scheint, sollten die Möbel leicht feucht abwischbar sein und auf Teppiche sollte verzichtet werden.

Allgemein

- Jegliche unspezifische Reizung der Atemwege, wie z.B. durch Zigarettenrauch muss vermieden werden. Bitte auch an das Passivrauchen denken.
- Zur Pollenflugzeit sollte man sich nicht im Schlafzimmer ausziehen, sondern im Bad, damit die Pollen, die sich in der Kleidung befinden, nicht, wenn man sich in Schlafbereich umzieht, über Nacht eingeatmet werden und allergische Beschwerden verursachen können.
- Täglich die Haare waschen, um die Pollen daraus zu entfernen.
- Um die Kontamination der gewaschenen Wäsche mit Pollen zu vermeiden, Wäsche drinnen, z.B. im Trockner trocknen und nicht draußen, damit sich darin keine Pollen sammeln können.
- Abhängig vom Wohnort sollte man zu bestimmten Zeiten die Fenster geschlossen halten. So hat man in der Stadt morgens zwischen 6 und 8 Uhr die niedrigste Pollenkonzentration und auf dem Land von 19 bis 24 Uhr gemessen. Das kann regional

aber schwanken. Ermittelt wird das durch den Einsatz von Pollenfallen.

- Vor das Fenster kann man Pollenschutznetze spannen. Wenn Sie Birkenpollenallergiker*in sein sollten, muss man das in einem warmen Winter schon im Dezember machen, denn da fliegen die Haselpollen. Zwischen den Hasel- und Birkenpollen gibt eine Kreuzreaktion und so können Birkenpollenallergiker*in ebenfalls schon im Winter leiden (Haselpollen).
- Im Auto Klimaanlage mit Pollenfilter, Fenster etc. geschlossen halten.
- Es werden auch Luftreinigungsgeräte für die Wohnung angeboten, die können für Pollen- und auch Hausstaubmilbenallergiker Linderung bringen.

Eine interessante Untersuchung zeigte, dass das Halten von zwei Hunden vorteilhaft sein kann. Hier spielen die Endotoxine (s. Urwaldtheorie) eine Rolle. Aber das muss noch weiter untersucht werden. Die Untersuchungen sind noch nicht richtig abgeschlossen. Auf alle Fälle bringt das regelmäßige Waschen der Katze was, da so die Allergene, die durch den Speichel der Katze auf das Fell übertragen werden, weggewaschen werden. Nur ist es nicht so einfach eine Katze zu waschen.

Berufliche Pläne sollte man besonders als Atopiker (Allergie wird vererbt) gut überdenken, ggf. sollte man das mit seinem/seiner Allergologen*in besprechen. So atmet der Bäcker viel Mehlstaub ein, auch mit Vorratsmilben kontaminiert sein kann oder mit dem Reismehlkäfer (*Tribolium confusum*), der auch Allergien auslösen kann.

Latexallergiker sollten eine Plakette bei sich tragen, damit man, z.B. bei einem Unfall nicht durch die Sanitäter mit Latexhandschuhen in Kontakt kommt und es eventuell zu einem allergischen Zwischenfall kommt.

Um zu sehen, was so gut es geht zu meiden ist, sollte ein Allergietagebuch geführt werden, in das man Beobachtungen einträgt und es dem Arzt zur Eingrenzung des Allergens, dieses mitteilen, was sehr hilfreich für ihn ist.

Studien ergaben, dass Stress bei fast jedem dritten Allergiker die Allergien verschlimmert, deshalb sollte man an den Einsatz von Entspannungsmethoden denken, wie z.B. die progressive Muskelentspannung nach Jacobsen oder Yoga.

Auf eine Prävention möchte wir auch noch explizit eingehen, da diese Allergie oft lebensbedrohend sein kann, nämlich die Prävention bei der Insektengiftallergie.

- Das größte Risiko besteht da bei Aktivitäten im Sommer.
- So sollen Haarsprays, Parfüms etc. vermieden werden, da das die Insekten anzieht.

- Bei der Gartenarbeit sollen Handschuhe, lange Hosen und Hemden mit langen Ärmeln getragen werden.
- Von den Nahrungsgründen der Insekten muss man sich fernhalten, wie Blumenerde, Kleefelder, Obstgärten mit reifer Frucht und Gemüseständen.
- Beim Essen draußen sollte man Marmeladen, Honig, süße Früchte und Getränke wie z.B. Cola meiden.
- Man sollte auch einen Autoinjektor mit sich führen, den man bei einem Insektenstich schnell selbst einsetzt, aber natürlich gleich den Arzt bitte rufen. Es kann Lebensgefahr bestehen (anaphylaktischer Schock, Kreislaufzusammenbruch).
- Sinnvoll wäre auch, wenn man eine Plakette z.B. als Armband bei sich tragen würde, die einem als entsprechenden Insektengiftallergiker kennzeichnet.

Anmerkung

Der Einsatz der unterschiedlichen Präventionsmethoden kann auch zur Reduzierung des Medikamenteneinsatzes führen.

Urwaldtheorie

Die Urwaldtheorie kann auch zur Prävention gezählt werden. Diese Beobachtung wurde zum ersten Mal von einem Schweizer Landarzt auf dem Land gemacht.

Geringe Hygiene und Leben auf dem Land kann eine optimale Prävention sein, um allergischen Erkrankungen vorzubeugen. Seriöse wissenschaftliche Untersuchungen deuten darauf hin.
Bei der so bezeichneten Urwaldtheorie spielen die Endotoxine die entscheidende Rolle. Sie sind Bestandteil der Membran grammnegativer Bakterien, die vermehrt durch Geflügel und Haustiere im Stall auf dem Bauernhof vorkommen
So stellte man fest, dass die Endotoxinkonzentration in Betten bei Bauernkindern deutlich höher lag als bei nicht Bauernkindern. Je höher die Endotoxinkonzentration war, desto weniger Heuschnupfen und asthmatische Beschwerden konnten bei den Kindern festgestellt werden.
Endotoxin scheint aber nur in frühester Kindheit einen Schutzeffekt auf das atopische Asthma und Heuschnupfen zu haben.
Wir können nur empfehlen sich mit der Urwaldtheorie und dem Einfluss von Endotoxinen auf die Allergie aus wissenschaftlicher Sicht intensiver zu befassen, um das Phänomen noch besser zu verstehen.

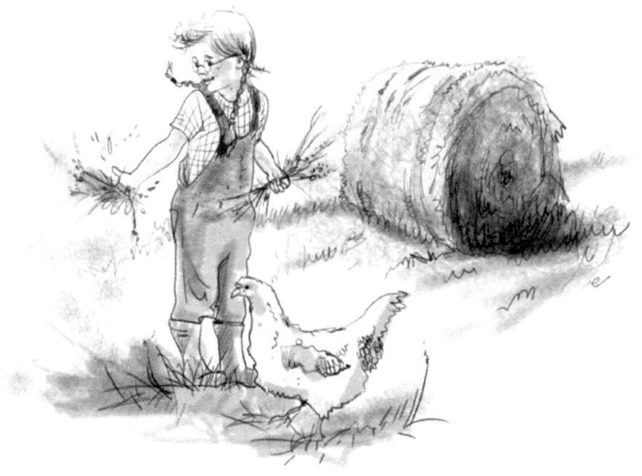

Spezifische Immuntherapie (SIT)

Zur Linderung der allergischen Erkrankung bei entsprechend disponierten Patienten wird Allergiker*innen die kausale und die symptomatische Therapie angeboten.
Als Prävention stehen z.B. der Einsatz von Pollenetze, Pollenfilter in Klimaanlagen, Encasings, Akarizide, Antimilbenwaschmittelzusätze und Neurodermitikeranzüge für Kleinkinder zur Verfügung.
Die spezifische Immuntherapie (SIT) ist eine kausale Therapie im Vergleich zur symptomatischen Therapie, die mit Antihistaminika oder Cortisonpräparaten und ggf. lebenslänglich durchgeführt werden muss.
Jede Therapie muss vom Allergologen*in vorgenommen werden.
Hier differenziert man in subkutane (unter die Haut) Immuntherapie (SCIT) und orale spezifische Immuntherapie, die kaum eingesetzt wird, wie bei der Kuhmilchallergie. Außer der SCIT steht noch die sublinguale (unter die Zunge) spezifische Immuntherapie (SLIT) zur Verfügung, die in Form von Tropfen, Spray oder Tabletten erfolgt.
Der Vorteil der SLIT ist, dass der Patient nach Anweisung des Arztes/der Ärztin diese bei sich zu Hause durchführen kann, wobei die SCIT nur der Arzt/die Ärztin durchführen kann, weil nur bei ihm/ihr die Spritze zur SIT in der Praxis subkutan (unter die Haut) dem Patienten gegeben werden kann. Insofern muss der Arzt/die Ärztin sich darauf verlassen, dass der Patient*in zu Hause die SLIT gewissenhaft vornimmt. Bei der SCIT hat der Arzt/die Ärztin das Procedere besser unter Kontrolle als bei der SLIT.

Immunologie der SIT

Bei der SIT entsteht durch zahlreiche immunologische Veränderungen über die Therapiedauer (überwiegend 3 Jahre, manchmal auch lebenslang; wie bei der SIT Biene/Wespe) hinaus anhaltende Toleranz gegenüber den Allergenen, mit denen der Patient*in konfrontiert wird.

Die zur SIT (SCIT) eingesetzten Präparate (Allergene/Allergoide (chemisch modifizierte Allergene)) liegen als Semidepot vor, d.h. sie sind überwiegend an Alumiumhydroxyd, Tyrosin gekoppelt.

Zur SLIT werden unmodifizierte Allergene eingesetzt in Form von Tabletten, Tropfen oder Spray.

Eine Indikation zur SIT besteht bei nachgewiesener IgE vermittelten Sensibilisierung mit korrespondierenden klinischen Symptomen, bei denen eine Karenz nicht möglich oder nicht ausreichend ist und ein geeigneter, wirksamer Extrakt zur SIT Verfügung steht.

Bei der Insektengiftallergie ist die SCIT ausgezeichnet wirksam und sollte mindestens 3 – 5 Jahre durchgeführt werden, bei manchen Patienten sogar lebenslang.

Aber auch bei der Pollen- und Hausstaubmilbenallergie wie *Dermatophagoides pteronyssisus* weisen die SCIT und SLIT eine hohe Wirksamkeit auf. Der Erfolg der SIT liegt bei 70 – 85%.

Hat die Behandlung nach spätestens 2 Jahren keinen erkennbaren Erfolg, sollte sie kritisch überprüft und ggf. abgebrochen werden.

Die Wirksamkeit der Bienen- oder Wespengiftbehandlung wird in manchen Fällen durch den gezielten Bienen- oder Wespenstich, im Beisein des Arztes/der Ärztin, am Patienten*in überprüft, um diesem Sicherheit bei Bewegung in der Natur“ zu geben.

Was ist eine Voraussetzung zur Durchführung der SIT?

- Nachweis einer IgE vermittelten Sensibilisierung vorzugsweise mit dem Haut Prick-Test und/oder der spezifischen IgE-Messung (IVD).
- Verfügbarkeit von standardisierten bzw. qualitativ hochwertigen Allergen-/Allergoidextrakten, die an die Depotsubstanz gekoppelt werden. Durch die Depotform wird im Gegensatz zur wässrigen Form, die Wirksubstanz langsam an den Körper abgegeben, was deren Wirksamkeit erhöht.
- Wirksamkeitsnachweis der geplanten SCIT für die jeweilige Indikation. Dazu müssen im Vorfeld eine Vielzahl klinischer Studien durchgeführt und bewertet werden. Solche Studien werden von verschiedenen Zentren nach Vorgabe des Herstellers durchgeführt. Dazu müssen viele behördliche Anforderungen (Paul Ehrlich Institut) beachtet werden, um Schaden durch Anwendung des Präparats von dem Patienten abzuwenden.

Für die SLIT gilt das gleiche wie oben beschrieben, nur ist das Alter bei der Gräserpollenallergie ≥ 5 Jahre und bei den anderen angebotenen SLIT-Präparaten ≥ 18 Jahre.
Durch eine rechtzeitige Behandlung mit einer SCIT oder SLIT Immuntherapie kann einem Etagenwechsel vorgebeugt werden. Darunter versteht man, dass aus einer Rhinokonjunktivitis ein Asthma bronchiale werden könnte, dass schwerer zu behandeln ist als eine Rhinokonjunktivitis. Besonders bei der Immuntherapie von Kindern wird die Wahrscheinlichkeit des Etagenwechsels verringert. Das Asthma bronchiale beeinflusst die Quality of Life stärker als die Rhinokonjunktivitis.
Bei der symptomatischen Therapie, wie der Verwendung von Antihistaminika und Cortisonpräparaten, muss man sich ebenfalls ganz genau an die Vorgaben des Arztes/der Ärztin halten.

Allergoide

Allergoide sind chemisch modifizierte Allergene. Die Allergene werden dazu mit Formaldehyd, Glutardialdehyd oder einer Mischung von beiden umgesetzt. Es erfolgt eine Polymerisation.
Die Allergoidisierung kann z.B. über die Säulenchromatographie, Verschiebung zum höheren Molekulargewicht im Vergleich zum Allergen und über den EAST-Hemmtest verfolgt werden.
Im Vergleich zum Allergen ist die allergene Aktivität vom Allergoid deutlich reduziert. So muss, um im EAST-Hemmtest den 50% Hemmwert zu erreichen, eine größere Menge an Protein eingesetzt werden als vom Ausgangsallergen. Die Hemmkurve ist nach rechts verschoben, das bedeutet deutliche Reduzierung der allergenen Aktivität.
Die Allergoide, als Depot, werden im Rahmen der spezifischen Immuntherapie eingesetzt. Viele Allergene wie z.B. Hausstaubmilbe, Gräser-/Baumpollen liegen als Allergoide vor.
Die Allergoide haben sich schon seit sehr vielen Jahren im Rahmen der SIT als sehr wirkungsvolles SIT-Präparat bewährt.
Im Vergleich zum Allergen können Allergoide bei der SIT höher dosiert werden und so wird die Erhaltungsdosis eher erreicht als beim Einsatz von Allergenpräparaten.

Neurodermitis und weitere Krankheitsbilder der allergischen Erkrankung

Allergien sind mit unterschiedlichen Krankheitsbildern verbunden, die vom Heuschnupfen (Rhinitis/Rhinoconjunctivitis, fließende Nase, tränende Augen), Asthma bronchiale (Luftnot, schwer atmen können) bis zum lebensbedrohlichen anaphylaktischen Schock (Kreislaufzusammenbruch) gehen können oder z.B. Brechdurchfall bei der Nahrungsmittelallergie.

Die Neurodermitis (atopic dermatitis) spielt im allergischen Geschehen eine nicht unbeträchtliche Rolle.

Atopic (atopisch) heißt, dass die Allergie, Veranlagung zur Allergie, auf das Kind vererbt wurde. Atopiker*innen sind am meisten von Allergien betroffen. Aber auch Nichtatopiker*innen können Allergien entwickeln. Man spricht dann von einer aufgesetzten Allergie. Das bedeutet aber nicht, dass Nichtatopiker*innen vor einer Allergie gefeit sind. Nur das Risiko ist geringer eine Allergie zu entwickeln als bei Atopiker*innen.

An der Neurodermitis leiden überwiegend Kleinkinder und Schulkinder. 1993 konnte im Landkreis Hannover festgestellt werden, dass 12% der Schulkinder an einer Neurodermitis litten. Es konnten die typischen Symptome der Neurodermitis festgestellt werden.

Die Neurodermitis geht einher mit Juckreiz und Schorfbildung an den betreffenden Hautstellen, häufig in den Knie- und Armbeugen, aber auch anderen Hautflächen. Die Neurodermitis kann verschiedene Ursachen haben. Sie kann durch Nahrung hervorgerufen werden wie z.B. Kuhmilch, Hühnerei, Nüsse, Gewürze und häufig auch Soja.

Auch Hausstaubmilben wie *Dermatophagoides pteronyssinus* können eine Neurodermitis beim Menschen hervorrufen. Das geschieht durch den Kontakt der Hausstaubmilben wie z.B. *Dermatophaoides pteronyssinus* über den Hausstaub mit der Haut des Menschen. Auch über die mit Hausstaubmilben versetzte Kleidung.

Dr. Wahl konnte mit dem von ihm entwickelten Stick-Test, INA (individuelle native Allergiediagnostik) mite detector, Hausstaubmilbenallergene von *Dermatophagoides pteronyssinus* auf der menschlichen Haut nachweisen und das an vielen unterschiedlichen Stellen des menschlichen Körpers, wie z.B. Unterarm, Wade, Brust.

Den Hausstaubmilben kann man nicht entgehen, aber man kann den Kontakt mit ihnen reduzieren.
Zum Schutz gegen den Kontakt der Hausstaubmilben mit der menschlichen Haut werden kommerziell für Babys Neurodermitikeranzüge angeboten, die aus einem speziellen Material gefertigt sind, die einen sehr guten Hausstaubmilbenschutz, nicht nur gegen *Dermatophagoides pteronyssinus*, sondern auch z.B. gegen *Dermatophagoies farineae* und *Euroglyphus maynei*, geben. Auch Tierhaare, bzw. die Allergene, die sich in den Haaren z.B. der Katze oder des Hundes befinden, können Grund für eine Neurodermitis sein. Die Allergene werden durch das Lecken über den Speichel, der die Hauptquelle für die Allergene darstellt, auf die Haare der Katze und des Hundes übertragen. In dem Speichel befinden sich auch die Hauptallergene, wie z.B. bei der Katze das Hauptallergen Fel d1. Deshalb muss man so gut es geht allergene Karenz, d.h. Allergenmeidung, üben. Tiere sollten, wenn man darauf allergisch reagiert, aus der Wohnung entfernt werden.
Vor den Milben, wie *Dermatophagoides pteonyssinus* kann man sich durch Einsatz von Encasings und dem Einsatz von Akariziden (Hausstaubmilben-Abtöter, Spray) schützen. Encasings sind Matratzen- und Bettüberzüge, die die Milben zurückhalten. Mit dem Magic Stick konnte Dr. Wahl ermitteln, dass sich unter dem Encasings Hausstaubmilbenallergene in großen Mengen befanden aber NICHT darüber. Die Encasings sind aus einem speziellen Material hergestellt, das für Milben/Allergene undurchlässig sind. Der Einsatz von Encasings ist ein sehr guter Schutz, besonders in Kombination mit der Durchführung der spezifischen Immuntherapie (SIT) auf *Dermatophagoides pteronyssinus*, eventuell in Kombination mit *Dermatophagoides farinae*, wobei zwischen den beiden Hausstaubmilben eine 100%ige Kreuzreaktion besteht. So dürfte eine Hausstaubmilbe zur Durchführung der SIT genügen, meistens *Dermatophagoides pteronyssinus*, wie es in Skandinavien üblich ist.
3% der deutschen Bevölkerung haben eine genetische Veranlagung eine Neurodermitis zu entwickeln. Mit zunehmendem Alter geht die Neurodermitis häufig etwas zurück.
In einigen Fällen kann der Grund für eine Neurodermitis auch im psychischen Bereich des Kindes liegen. So kann das die Reaktion des Kindes sein, wenn sich die Eltern ständig streiten. Das Gebiet soll hier nicht weiter ausgeführt werden.

Auch die Urtikaria, Reaktion an der Haut, kann ein Ausdruck allergischer Reaktionen sein. Sie wird auch als Nesselsucht bezeichnet. Es handelt sich um eine Hauterkrankung, bei der sich juckende Quaddeln, eine schmerzhafte Schwellung der Unterhaut (Angioödem) oder beides bilden.

Oft ähneln die Symptome einiger Allergien auch denen einer Erkältung. Um das auszuschließen, sollte man auch daran denken einen Allergologen*in in einem solchen Fall als Ratgeber mit hinzuzuziehen. Das wird häufig nicht beachtet. Deshalb ruhig einmal unterschiedliche Fachärzte*innen konsultieren, um sich ein Bild über die Krankheit zu machen, und um ggf. eine Allergie für die Symptome auszuschließen.

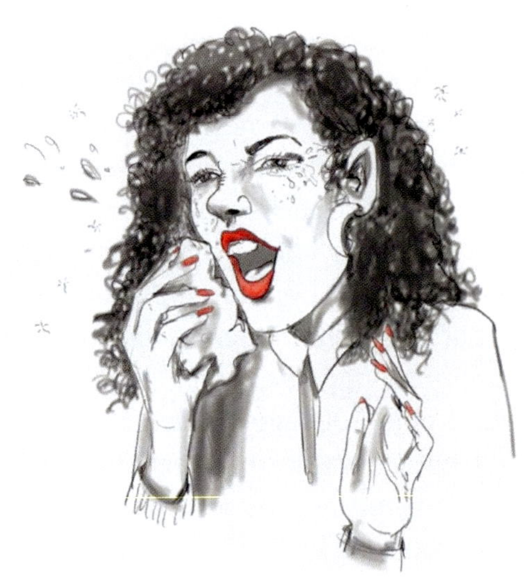

Ursachen der Allergien

Oft wird nach Ursachen zur Allergie gesucht. Zur Diskussion kommen: Umwelt, Klimaveränderung, Vererbung (Atopie, ist belegt) und noch andere Faktoren. Hier soll der Zusammenhang der Allergie zum Rauchen, Stress und Sport angesprochen werden.

Es gibt sehr viele Krankheiten, auf die sich das Rauchen schädlich auswirkt. Auch Probleme mit den Atemwegen, wie Asthma bronchiale zählen dazu. Wissenschaftliche Untersuchungen ergaben, dass das Rauchen einen negativen Einfluss bei der Entwicklung der allergischen Sensibilisierung auf Aeroallergene, wie z.B. die Inhalation von Pollen, hat.
Auch Passivrauchen zählt mit dazu. Wenn Sie Raucher oder Raucherin sind, nehmen sie bitte Rücksicht auf ihre Mitmenschen, die es nicht sind. Man muss aber auch festhalten, dass die bisherige Datenlage keine endgültige Aussage über einen Zusammenhang von Rauchen und Allergie hergibt. Es wird weiter daran geforscht.

Stress, wie z.B. Arbeitsstress, wird auch im Zusammenhang mit der Allergie diskutiert. Studien unterstützen die Idee, dass chronischer Stress besonders bei genetisch vorbelasteten Personen den Ausbruch allergischer Erkrankungen unterstützt und es gleichzeitig komplizierter macht, bestehende allergische Erkrankungen zu kontrollieren.
Auch im Sinne der allergischen Erkrankung sollten Sie versuchen, so gut wie möglich negativen Stress zu vermeiden bzw. zu reduzieren. Beobachtungen deuten darauf hin, dass negativer Stress einen Einfluss auf das allergische Geschehen bei entsprechend disponierten Personen hat. Zum Stressabbau sind zu empfehlen Entspannungsübungen wie z.B. Yoga oder die progressive Muskelentspannung nach Jacobsen.

Auch der Sport (Leistungssport) kann sich negativ auf die Allergie bei entsprechend disponierten Personen auswirken, wie so oft bei Atopikern.

So stellte man fest, dass Leistungssportler, die Allergiker waren, ohne Steroidbehandlung, nicht die Leistung erbrachten, wie mit Steroiden. Sie verzichteten aber darauf, da die Präparate auf der Dopingliste stehen.

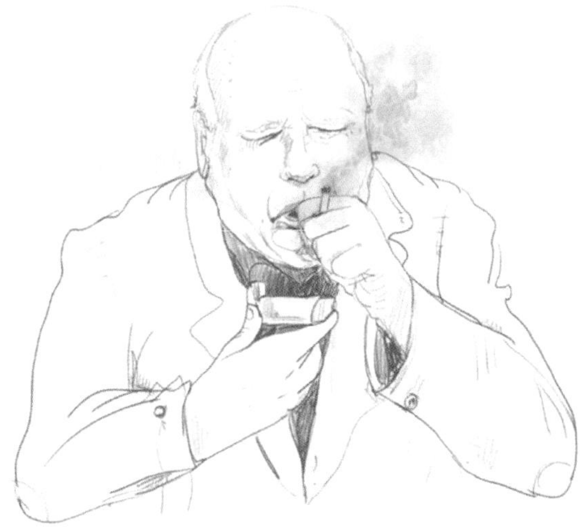

Es gibt Alternativen wie die Durchführung der spezifischen Immuntherapie (SIT), die der Allergologe oder Allergologin bei ihnen durchführen kann.

Zur Sicherheit überprüfen Sie, ob die einzunehmenden Präparate nicht auf der Dopingliste stehen. Wir meinen die Präparate, die zur spezifischen Immuntherapie (SIT) eingesetzt werden, stehen wohl da nicht drauf.

Der Leistungssportler, die Leistungssportlerin verfügen über Alternativen, um die Allergie in den Griff zu bekommen.

Wollen Sie im Freien joggen und Sie sind Pollenallergiker*in und joggen zur entsprechenden Pollenflugzeit, kann das auch zu einer zusätzlichen Belastung für Sie führen. Das sollte berücksichtigt werden. Das Joggen geht durch die Anstrengung sehr auf die Atemwege/Lunge.

Auch gibt es das exercised induced Asthma. Der Grund dafür ist die Kombination einer bestimmten Nahrungsmitteleinnahme und Sports. Auch das sollten sie als Allergiker oder Allergikerin mitberücksichtige, damit Sie sich bestimmte Reaktionen, die beim Sport auftreten können, besser erklären können.

Bei Schwimmern*innen hat man festgestellt, dass Latexallergiker allergische Reaktionen zeigen können, da das „Outfit“ häufig auf Basis von Latex hergestellt wird. Der richtige Badeanzug, die richtige Badehose muss gewählt werden. Aber denken Sie da auch an die Schwimmkappe und Schwimmbrille und die Schwimmflossen, die sehr häufig ebenfalls auf Basis von Latex hergestellt werden.

Immunsystemstärkung

Durch den Sport wird Ihr Immunsystem gestärkt, was sich positiv auf Ihr ganzes Wohlbefinden auswirkt und auch positiv die Allergie beeinflusst, denn das Immunsystem hängt sehr stark mit der Allergie zusammen. Also muss der Sport auch von Allergikern und Allergikerinnen unter dem Aspekt Nutzen und „Leid" betrachtet werden. Sie müssen einfach sehen was Ihnen gut tut. Erst einmal vorsichtig ausprobieren.
Wägen Sie ab und entscheiden Sie, aber übertreiben sie es nicht und achten als Leistungssportler*in darauf was auf der Dopingliste steht. Das ist sehr wichtig, und schützt Sie vor Unannehmlichkeiten bei etwaigen Wettkampfkontrollen.

Der anaphylaktische Schock

Allergische Reaktionen können sich beim Menschen auf unterschiedliche Art und Weise bemerkbar machen, ausgedrückt durch unterschiedliche Symptome wie z.B. Heuschnupfen (Rhinitis) oder Asthma bronchiale.
Die heftigste allergische Reaktion, der anaphylaktische Schock, ist lebensbedrohend und kann, wenn nicht schnell Hilfe kommt, sogar tödlich für den/die Patient*in verlaufen.
Es wird geschätzt, dass bei der Gesamtbevölkerung in Deutschland das Auftreten eines anaphylaktischen Schocks bei 1 – 15% liegt.

Symptome

Schwere systemische allergische Reaktionen, die mit plötzlich auftretendem Blutdruckabfall, Bewusstseinsverlust oder schwerer Atemnot einhergehen. Diese Reaktionen manifestieren sich vorwiegend an der Haut, den Atemwegen, dem kardiovaskulärem (Herz) System und Gastrointestinaltrakt (Darm).
Der Schweregrad der Anaphylaxie wird in vier Stufen eingeteilt, die in der Tabelle (Auszug) aufgeführt sind.
Bei Stufe 4 tritt Kreislaufstillstand ein.

Außer Juckreiz an der Haut, metallischem Geschmack im Mund, kann es auch zu Schwellungen der oberen Atemwege am Kehlkopf kommen, was lebensbedrohlich ist, da es zur Luftnot kommt.
Eine Anaphylaxie kann sich schnell von Stufe 1 auf Stufe 4 weiter entwickeln. Bei entsprechenden Symptomen muss sofort ein*e Notärzt*in gerufen werden.
Auch hilfreich zur Überbrückung (ersetzt nicht die*den Ärzt*in) ist ein Autoinjektor. Dieser enthält Epinephrin (Adrenalin) und die Substanz kann man sich selbst ganz einfach z.B. durch die Hose, Rock injizieren. Dadurch wird der Kreislauf stabilisiert. Eine Alternative zum Autoinjektor ist ein entsprechender Notfall-Rachenspray.
Aber dennoch schnell die*den Arzt*in rufen!!!!!

Folgende Substanzen rufen am häufigsten einen anaphylaktischen Schock hervor:
Arzneimittel wie Penicillin
Bienen- und Wespengifte, die durch den Stich direkt in die Blutbahn gelangen
Nahrungsmittel wie z.B. die Erdnuss
In einigen Fällen tritt der Schock auch bei Kombinationen auf, d.h. körperliche Anstrengung gepaart mit einem entsprechenden Allergen wie z.B. Nahrungsmittel. Man spricht hier von Exercised Induced Anaphylaxis.
Auch Nahrungsmittelallergiker*innen sollten immer ein Notfallset mit sich führen. Besonders gefährlich sind hier die versteckten Allergene in den Nahrungsmitteln, die nicht deklariert sind.
Drucken Sie sich aus dem Internet die Stufen 1 – 4 der Anaphylaxie aus oder speichern Sie es auf Ihrem Smartphone ab, damit Sie bei den entsprechenden Symptomen wissen, wann sich ein anaphylaktischer Schock ankündigt und Sie die entsprechenden Vorsichtsnahmen rechtzeitig treffen können. Auch können Sie diese Zusammenstellung bei den Fachverbänden anfordern oder bei Ihrem Arzt oder Ärztin.

Klassifizierung des Schweregrades anaphylaktischer Reaktionen (nach Ring und Messmer) (Auszug)

Grad	Haut	Abdomen	Respiraktionstrakt	Herz-kreislauf
1	Juckreiz			
	Flush			
	Urticaria			
	Angioödem			
2	Juckreiz	Nausea	Rhinorrhoe	
	Flush	Krämpfe	Heiserkeit	
	Urticaria			

Fallbeispiele

Der Leguan

Eine Patientin zeigte allergische Reaktionen, wenn sie den Käfig von ihrem Leguan säuberte. Was kann das denn sein? In der Literatur findet man dazu gar nichts?

Dr. Wahl überlegte kurz und vermutete, es sei der Urin, einfach nur eine spontane Vermutung.

Durch Einsatz seines Magic Sticks (INA) konnte das bestätigt werden. Mit dem Stick wurde eine Probe vom Urin genommen und mit dem Serum der Patientin wurde die spezifische IgE-Messung durchgeführt. Es wurde die EAST Klasse 3 gemessen.

Urin als Allergenquelle ist bekannt von Nagern, vom Leguan wusste man es noch nicht. Warum bekam sie denn die Reaktionen beim Saubermachen des Käfigs? Weil die Streu des Käfigs mit Urin kontaminiert war und sie den mit Urin kontaminierten Staub einatmete.

Der Liebhaber

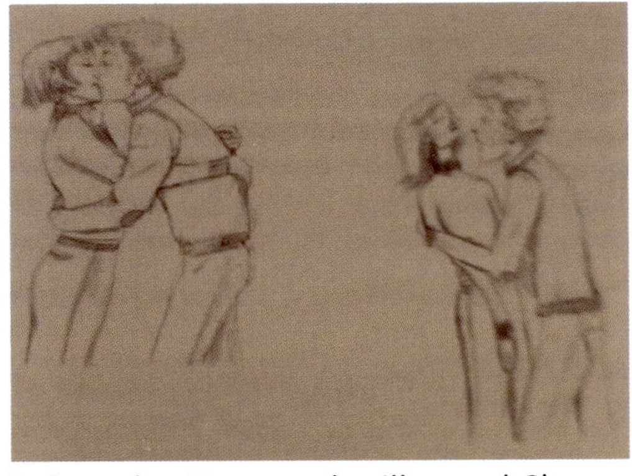

Der Mann kam nach einem exklusiven Arbeitsessen abends nach Hause und gab seiner Frau einen Kuss. Sie schnappte nach Luft und fiel fast in Ohnmacht. Mensch dachte er, bin ich gut. Nein, das war er nicht, seine Frau war Hausstaubmilben-*Dermatophagoiedes pteronyssinus*-Allergikerin. Ihr Mann hatte noch einen Shrimpscocktail gegessen. Zwischen der Hausstaubmilbe und Shrimps besteht eine Kreuzreaktion, d.h. Hausstaubmilbenallergiker können auch auf Krebstiere wie Shrimps allergisch reagieren. Ja, das traf für seine Frau zu. Darauf war die allergische Reaktion zurückzuführen. Professor Erich Fuchs prägte dafür den Begriff Kiss induced Asthma.

Was passiert, wenn ein Allergen in den menschlichen Organismus gelangt?

Wenn ein Allergen in den Organismus gelangt, reagiert dieser mit Bildung von Antikörpern. Das Immunglobulin E (IgE) spielt da die wichtigste Rolle.

Nach dem Kontakt mit dem Allergen wird IgE in den Plasmazellen vom Blut produziert. Diese binden an die Mastzellen.
Mastzellen findet man in den Schleimhäuten des Körpers wie Nase, Lunge und Augen.
Nach weiterem Kontakt mit dem Allergen werden die Antikörper miteinander verbunden, was als bridging bezeichnet wird. Jetzt setzt die Zelle eine Vielzahl von entzündungsbildenden Substanzen frei, so genannte Mediatoren, wie z.B. Histamin.
Die Freisetzung von Histamin kann zur Folge haben, dass sich die Gefäße erweitern und es zu akuten entzündlichen Reaktionen kommt. Eventuell werden sogar Gewebeschäden verursacht oder Asthma wird ausgelöst.
Da die Mastzelle unter der Schleimhaut liegt und hier u.a. Histamin ausgeschüttet wird, kommt es bei Allergikern zur fließenden Nase (Rhinitis) oder zur Rötung und Tränenfluss des Auges (Konjunktivitis).

Um die Histaminausschüttung zu verhindern, kann unter ärztlicher Anweisung ein Antihistaminikum eingenommen werden, wie DNCG.

Der allergische Marsch

Man ist immer bemüht zu ermitteln, ob es schon früh Anzeichen für eine allergische Erkrankung bei Atopikern*innen (Allergie wird vererbt) gibt. Da stellt sich die Frage welche Allergie/Sensibilisierung wird zuerst beim Menschen auftreten und welche zuletzt? Geht eventuell mit den Jahren die Allergie zurück oder wird man im fortgeschrittenen Alter – 60+ – erst Allergiker*in? Diese Fragen sollten der allergischen Marsch überwiegend beantworten.

Dazu hat Herr Professor Dr. med. Ulrich Wahn von der Charité Berlin mit Mitarbeitern*innen Untersuchungen mit atopischen Patienten*innen durchgeführt. Der Krankheitsverlauf wurde über Jahre verfolgt und dokumentiert.

Der allergische Marsch nimmt Bezug auf eine typische Abfolge von Auftreten und Verschwinden atopischer Krankheitssymptome der Haut und der Atemwege, so wie bestimmter IgE (Immunoglobulin E) Antworten gegen Nahrungsmittel- und Umweltallergene, wie z.B. der Hausstaubmilbe *Dermatophagoides pteronyssinus*, die allergische Reaktionen bei entsprechend disponierten Personen hervorrufen können.

Der allergische Marsch wird wesentlich von genetischen Faktoren geprägt, wobei neueste Untersuchungen darauf hinweisen, dass eine große Vielzahl von Genen die Krankheitsmanifestitationen bestimmen, wobei einige von ihnen phänotypisch-spezifisch sind.

In den letzten Jahren haben wir sehr viel dazu gelernt, welchen Einfluss Umwelt und Lebensfaktoren auch auf das Krankheitsbild der Allergie haben. All diese Untersuchungen dienten dazu, auch Schritte zur Prävention einzuleiten.

Im Allgemeinen sind klinische Krankheitsmanifestitationen bei der Geburt nicht erkennbar, obwohl die IgE Produktion bereits mit der 11. Fetalwoche einsetzt. Spezifische IgE-Antikörper gegen Nahrungsmittel- oder Inhalationsallergene sind mit Standardmethoden im Nabelschnurblut nicht nachweisbar.

Doch bereits während der ersten Lebensmonate des Kleinkinds entwickeln sich spezifische IgE Antworten vor allem gegen Nahrungsmitteleiweißstoffe (Proteine), insbesondere des Hühnereis und des Kuhmilcheiweißes.

Die Hühnereiallergie scheint sich noch vor dem zweiten Lebensjahr des Kleinkindes zu entwickeln. In 55% der Fälle ist sie bis zum 6. Lebensjahr wieder verschwunden.
Erst zwischen dem ersten und zehnten Lebensjahr wird eine IgE vermittelte Sensibilisierung aus der Außenluft (Gräser-/Baumpollen) oder dem Innenraummilieu beobachtet. Zu den Allergenen des Innenraummilieus zählen Allergene der Hausstaubmilben wie *Dermatophagoides pteronyssinus* und *Dermatophagoides farinae* und Tierepithelien, überwiegend der Katze und des Hundes.
Es zeigte sich, dass IgE-Antikörperantworten, die sich bereits im Säuglingsalter gegen Nahrungsmittelproteine entwickeln, als früheste „Atopieerkenner“ für eine allergische Reaktivität der nachfolgenden Sensibilisierungen auf „Luftallergene“ wie auch die der Hausstaubmilbe *Dermatophagoides pteronyssinus* und *Dermatophagoides farinae* aufgefasst werden müssen.
Die erste klinische Krankheitssymptomatik ist in der Regel die atopische Dermatitis (Neurodermitis = Hauterkrankung), die bei Atopikern*innen festgestellt werden konnte.
Die saisonale Rhinokonjunktivitis, wie z.B. Heuschnupfen, ist im Allgemeinen in den ersten beiden Lebensjahren des Kleinkindes nicht erkennbar.
Schimmelpilze wie z.B. *Alternaria tenuis, Cladosporium herbarum, Penicilium notatum, Aspergillus fumigatus* spielen bis zum sechsten Lebensjahr des Kindes keine Rolle, diese entwickeln sich erst später.
Wenn man den allergischen Verlauf weiterverfolgt hätte, hätte man festgestellt, dass das, was man noch vor 40 Jahren gelernt hatte, nämlich dass mit den Jahren die Allergien in vielen Fällen abnehmen, nicht mehr ganz so zutrifft. Seit einiger Zeit stellt man fest, dass bei Menschen im fortgeschrittenen Alter – 60+ – Allergien, wie z.B. auf Gräser- und Baumpollen, auch neu auftreten. Der Grund dafür ist noch nicht genau erschlossen.
Hier stellt sich dann auch die Frage, können die ermittelten Behandlungsschemata (Dosisfindungsstudien) auch bei älteren Menschen – 60+- Jahre angewendet werden, oder müssen dazu extra klinische Studien durchgeführt werden? Welche Gruppe geht in solche klinischen Studien mit ein? Bei welchem Alter hört es auf, wo fängt es an?
Die Untersuchungen zum allergischen Marsch gaben sehr wertvolle Einblicke in den allergischen Verlauf bei Atopikern*innen. Er wurde später zum allergischen Marathon ausgeweitet.

Klimawandel

Der Klimawandel ist geprägt von einer Veränderung des Klimas auf der Erde über einen längeren Zeitraum.
Seit Bestehen der Erde verändert sich das Klima ständig. Eine Klimaveränderung kann beispielweise eine tendenzielle Abkühlung oder Erwärmung der Oberflächentemperatur über Jahrtausende bezeichnen. Auch die gegenwärtige stattfindende globale Erderwärmung ist eine Klimaveränderung; diese ist aber überwiegend auf menschliche Einflüsse, insbesondere auf den Ausstoß von Treibhausgasen zurückzuführen.
Durch das rasante Wachstum in den Schwellenländern ist der Ausstoß von CO_2 von 2000 bis 2007 viel stärker gewachsen als prognostiziert – ein Grund ist der rasch wachsende Energieverbrauch in Schwellenländern.

Mögliche Folgen
Beschleunigte Permafrostschmelze und Feuerbrünste in den Tropen, aber auch 2021 Feuerbrünste in der Türkei und Griechenland von apokalyptischem Ausmaß und verheerende Überschwemmungen in Teilen von Deutschland und anderen Ländern, wie Slowenien, Kroatien und Österreich (2023).
Aber auch Feuerbrünste in Australien und Brasilien bei der Brandrodung des Regenwaldes haben massiven Einfluss auf das Weltklima.
Je nach Klimaelement und Jahreszeit bzw. Monat weist dieser Klimawandel jedoch sehr unterschiedliche zeitliche und räumliche Strukturen auf, sodass neben der globalen Übersicht auch detaillierte regionale Studien auf der Grundlage von Beobachtungen notwendig sind. So ist auch für Deutschland von 1900 bis 2006 ein Anstieg der mittleren Tagesmitteltemperaturen festzustellen.
Eine Erwärmung des Klimasystems ist eindeutig nun aus Beobachtungen der Anstiege der mittleren Luft-Meerestemperaturen, dem ausgedehnten Abschmelzen von Schnee und Eis an den Polen sowie dem Anstieg des mittleren globalen Meeresspiegels ersichtlich.
Der Klimawandel kann sekundäre Auswirkungen auf die Umwelt haben.

Veränderte Jahreszeiten, Frühlingsstart bis zu 2 Wochen früher, Zugvögel, Blattentfaltung, Blüte, Herbstende um Tage verspätet, Laubfärbung, Verschiebung der Klimazonen, Veränderung von Verbreitungsarealen und Vegetationszonen, Auswirkung auf Naturkatastrophen (Hurrikane, Überschwemmungen etc.) sowie Artenvielfalt

Der Klimawandel hat aber auch Auswirkung auf Pflanzen, d.h. Verlängerung der Vegetationsperiode, Verschiebung von Vegetationszonen und Arealen (nach Nord/in Höhe), lokales Aussterben von Arten, Zunahmen von Neophyten wie z.B. Ragweed (*Ambrosia elatior*, Traubenkraut), Veränderung der Pflanzeneigenschaften (durch CO_2 Gehalt) und Zunahmen von Schädlingen.
Durch den intensiven Einsatz von Insektenvertilgungsmitteln ist bei Insekten ein deutlicher Rückgang zu beobachten. Wir fragen uns 2023, wo sind die Bienen und Wespen geblieben, Schmetterlinge sieht man kaum noch.
Traubenkraut ist in einigen Bundesländern zu einer richtigen Plage geworden. Es stellt ein starkes Allergen dar, das sich immer rasanter in Deutschland ausbreitet. Als das wichtigste Pollenallergen ist es in den USA bekannt. Nun haben wir es auch hier in Deutschland und dazu die entsprechenden Allergiker*innen.
Es gibt Short, False und Giant Ragweed. Dr. Wahl konnte mit Kollegen zeigen, dass eine 100%ige Kreuzreaktion zwischen den drei Arten besteht.
Für Beifuß und Ragweed konnte eine Kreuzreaktion nicht so eindeutig belegt werden. Wenn überhaupt liegt wohl eher eine partielle Kreuzreaktion vor.
Die Pollen des Ragweeds (Unkraut am Wegesrand) fliegen von August bis November. Man kann sie über Pollenfallen, wie auch andere Pollen, sehr gut aus der Luft erfassen und unter dem Mikroskop identifizieren.
Auch ist durch den Klimawandel eine Auswirkung auf den Pollenflug beobachtet worden.
Er wird eher eintreten, länger und stärker sein, was zu einer zusätzlichen Belastung von Pollenallergikern*innen führt.
Auch können Belastungen durch Pollen auftreten, die bisher in dem entsprechenden Raum unbekannt waren (s. Traubenkraut).

Welche nächste Pflanze könnte es sein, die auch bei uns durch den Klimawandel heimisch werden könnte? Wir denken da an Glaskraut (*Parietaria judaica/officinalis*). Es tritt bisher nur in mediterranen Ländern auf und stellt dort ein sehr starkes und aggressives Allergen dar. Aus Bayern gibt es zu Glaskraut schon die ersten Informationen.
Bei der Diskussion des Klimawandels dürfen die neuen Allergene nicht außer Acht gelassen werden, denn dadurch leiden weitere Allergiker*innen.

Energiekrise

Wir werden aufgefordert, unsere Wohnungen/Häuser immer mehr zu dämmen, zu isolieren, um Energie zu sparen. Das hat Auswirkungen auf Innenraumallergene wie Schimmelpilze und Hausstaubmilben. Durch diese Maßnahmen werden optimale Bedingungen für Schimmelpilze und Hausstaubmilben, wie z.B. *Dermatophagoides pteronyssinus* und *Dermatophagoides farinae* geschaffen.

In Dänemark haben viele Häuser kleine Luftschächte in den Wänden/Mauern, um einen kontinuierlichen Luftaustausch zu gewährleisten.

Wir dürfen auf Stoßlüftungen nicht verzichten, besonders unter dem Aspekt die Konzentration und die Bedingungen für die Innenraumallergene zu reduzieren.

Bei Luftbefeuchtern sollte berücksichtigt werden, dass sie optimale Bedingungen für Schimmelpilze darstellen.

Die Energiekrise, durch den furchtbaren Krieg in der Ukraine, hat nun eine weitere Komponente in das Allergiespektrum mit reinbracht. Überwiegend sind auch hier die Atopiker*innen (Allergie wird vererbt) von betroffen.

Komplementäre Medizin

Die Komplementärmedizin ergänzt die Schulmedizin.
Manche Komplementärmethoden können eine wertvolle Ergänzung klassischer schulmedizinischer Methoden darstellen.

Dazu zählen: Kneippsche Verfahren, Entspannungstechniken, Phytotherapie, Atemtherapie sowie Balneotherapie.

Sie können alle nur als ergänzend zu den wissenschaftlich belegten, d.h. schulmedizinischen Methoden, akzeptiert werden, allein können sie auf keinen Fall klassisches allergologisches Wissen und Handeln ersetzen.
Die Psychotherapie kann in einigen Fällen unterstützend bei allergischen Erkrankungen hilfreich sein.
Die schwache adjuvante Wirkung der Akupunktur in der Behandlung asthmakranker Patienten ist in kontrollierten Studien belegt worden.

Nicht zu empfehlen: Kinesiologie, Auspendeln und Bioresonanztechniken.
Für die Bioresonanzverfahren als auch die Elektroakupunktur werden physikalische Grundlagen zu Hilfe genommen, die von namhaften Physikern als unhaltbar bezeichnet werden. Die klinische Überprüfung in verblindeten, kontrollierten Studien zeigte für beide Verfahren in der Diagnostik keine Korrelation mit den Ergebnissen der anerkannten, wissenschaftlich geprüften Methoden und therapeutisch konnte keine Wirksamkeit nachgewiesen werden.
So bleibt als größte Basis für die diversen Alternativmethoden der Glaube der Patient*innen, wenn‘s hilft, why not.

Die Alternativmedizin wird als eine Medizin definiert, deren Grundlage aus Dogmen oder unkonventionellen Theorien bestehen. Sie kann sich nicht infrage stellen, denn der Versuch ihre Wirksamkeit zu beweisen bedeutet de facto, sie in die akademische Medizin zu integrieren. Diese Art zu praktizieren ist ein Akt des Glaubens ohne greifbare Beweise. Sprechen sie alles bei ihrem Allergologen*in an und gemeinsam werden Sie schon das Beste für Sie finden.

Der Tabelle können sie sinnvolle Komplementärmethoden entnehmen.

Atemtherapie	Phytotherapie
Akupunktur, begrenzte Indikation	Physiotherapie
Autogenes Training	Psychotherapie
Balneotherapie	Progressive Muskelentspannung nach Jacobsen
Funktionelle Entspannung	
Klimatherapie	
Kneippsche Verfahren	
Ernährungstherapie, seriöse Diätetik	

Naturheilkunde

Einige von Ihnen wenden sich vielleicht auf Grund nicht zufriedenstellender Erfahrungen mit der Schulmedizin alternativen Behandlungsmethoden zu. Das kann von „Bio"-Medikamenten, über Homöopathie bis zu diversen Entspannungsmethoden gehen.

Naturheilkundliche Verfahren haben zum Ziel, durch Stärkung der körpereigenen Abwehr und Unstimmigkeiten des Organismus die Reaktionslage des Körpers zu verändern.

Zu den alternativen Methoden zählt z.B. die Eigenbluttherapie, die aber kritisch (s. Tabelle) beurteilt wird. Bei Allergien empfiehlt es sich, dem Eigenblut eine homöopathische Injektionslösung Ameisensäure zuzufügen. Auch kann man einiges mit richtiger und gesunder Ernährung erlangen.

Den Nahrungsmittelallergiker*innen sollte eine Vollwerternährung empfohlen werden, die vegetarische Kost bevorzugt. Produkte aus dem biologischen Anbau sind zu vorzuziehen.

In der Homöopathie kommen häufig Apis mellifica, Arsenicum alba, Calcium carbonicum und Dulcamara zum Einsatz. Galphimia glauca wird häufig bei Heuschnupfen und Asthma bronchiale eingesetzt.

Stress, körperliche und seelische Überanstrengung, sowie unbewältigte emotionale Konflikte können das Immunsystem beeinträchtigen und somit die Allergie unterstützen.

Hier können Entspannungsmethoden wie z.B. die progressive Muskelentspannung nach Jacobsen, Qigong, autogenes Training und Yoga hilfreich sein.

In einigen Fällen kann eine Allergie Ausdruck einer generellen Abwehrhaltung gegenüber der Umwelt sein, d.h. eine Allergie kann auch in manchen Fällen auf psychische Faktoren zurückgeführt werden. Das läuft unter dem Begriff der Ordnungstherapie.

Bei der orthomolekularen Therapie wird Calcium eingesetzt, um die Zellmembran zu stabilisieren und so die Freisetzung von Histamin aus der Mastzelle zu verhindern.

Histamin verursacht z.B. den Juckreiz an der Haut und ist bei der Hauttestung, Haut-Prick-Test, für die Rötung und Quaddelbildung an der Haut verantwortlich. Sehen Sie dazu auch Biogene Amine.

Bei der physikalischen Therapie wird den Patient*innen empfohlen, abhärtende Maßnahmen für das Immunsystem vorzunehmen wie regelmäßige Bewegung an der frischen Luft, Sport in Maßen, Wechselduschen nach Kneip und Saunadurchgänge.
Das sind Möglichkeiten.
Vieles davon ist durch nach Stand der Wissenschaft und Technik durchgeführten Studien nicht belegt, wie es z.B. von behördlicher Seite für die Medikamente der spezifischen Immuntherapie gefordert wird.
Man kann auch an eine Kombination der Schulmedizin mit naturheilkundlichen Methoden denken.
Es werden unterschiedliche Methoden und Techniken angeboten, die oft einer wissenschaftlichen Betrachtung nicht standhalten (s. Tabelle; Auszug).
Die Kosten dafür müssen Sie selbst tragen, wenn`s hilft, why not, abwägen.
Sprechen Sie beim Arzt, Ärztin auch alternative Methoden an und fragen Sie, was davon zuhalten ist.
Warum nicht gemeinsam gehen, Schul- und Alternativmedizin. Zusammen nicht gegeneinander, so wird ein Ganzes draus.
Sogenannte alternative Methoden, die nach dem derzeitigen Wissensstand wohl nicht zu empfehlen sind (Auszug):

Autohomologe Immuntherapie
Bachblütentherapie
Bioresonanz
Eigenblutbehandlung
Elektroakupunktur
Haarmineralstoffanalyse
Kinesiologie
Pendeln

Allergien bei Tieren

Allergien bei Tieren, das klingt zu Beginn ungewöhnlich. Aber wie der Mensch können Tiere allergische Reaktionen zeigen. Die sind jedoch noch nicht so umfassend erforscht wie beim Menschen.

Pferde können allergische Reaktionen auf das Stroh im Stall zeigen. Doch es ist nicht das Stroh, sondern überwiegend die Vorratsmilben, die sich darin befinden und auch Schimmelpilze. Hier sind die Atemwege des Pferds betroffen. Bei Tieren kommt den Vorratsmilben eine größere Bedeutung als den Hausstaubmilben zu.

Die Kriebelmücke, das Allergen ist der Speichel, der durch den Stich auf das Pferd übertragen wird, ruft bei Pferden unangenehme allergische Reaktionen hervor. Zur Abhilfe können sogenannte Repellents (spezielle Halsbänder) eingesetzt werden, die auch für andere Tiere geeignet sind.

Repellents sind chemische Stoffe, die die Geruchsorgane von Insekten und Zecken so beeinflussen, das sie gerade die Gerüche überdecken, die das Tier für Plagegeister so anziehend machen. Sie können also das Tier nicht mehr „riechen".
Repellents werden auch bei Katzen und Hunden in Form von Halsbändern eingesetzt. Das sind die bekanntesten Tiere, die allergische Reaktionen zeigen können: Katze, Hund und Pferd.

Auch kann man einen speziellen Spray einsetzen. Die Allergene werden durch die Substanz, die versprüht wird, nicht denaturiert aber durch bestimmte Duftstoffe, die sich in dem Spray befinden, werden sie zum Wohle des Tieres vertrieben, wie z.B. die Kriebelmücken.

Allergische Symptome bei Tieren

Die Symptome sind ähnlich wie beim Menschen, Atemnot, Hautrötungen, Juckreiz, Entzündung der Augen und Ohren und es kann sogar zum Haarausfall kommen. Das ist darauf zurückzuführen, dass durch das ewige Jucken der Haut sich die Tiere häufig und intensiv lecken und so kann es zu einer Leckdermatitis kommen, was mit Haarausfall bei den Tieren einhergehen kann.

Diagnose

Die allergischen Tiere kann man genauso diagnostizieren und therapieren, wie man es beim Menschen macht, nur müssen die dazu eingesetzten Präparate in den Konzentrationen anders eingestellt sein als für den Einsatz beim Menschen.
Auch ist das Gebiet bei Tieren längst noch nicht so gut erforscht wie beim Menschen.
Bei der Hauttestung kommt überwiegend der Intracutan-Test zum Einsatz. Dazu muss das Fell beim Tier entfernt und die Tiere müssen leicht sediert werden.

Spezifische Immuntherapie (SIT)

Die SIT wird subcutan durchgeführt, wie auch beim Menschen. Sie dauert mindestens 3 Jahre, wenn nicht sogar lebenslang. All das muss vom Veterinär durchgeführt werden. Er muss über Erfahrungen zur Behandlung von Allergien bei Tieren verfügen.
Am häufigsten kommen die SIT-Produkte für die Hausstaubmilbe und Vorratsmilbe zum Einsatz.

Man muss aber auch sagen, dass die Datenbasis „Allergie und Tier" noch relativ klein ist und man häufig noch auf Spekulationen angewiesen ist. Was man aber weiß ist, dass im Tierfutter auch Vorratsmilben, wie *Acarus siro*, *Lepidoglyphus* und *Tyrophagus* vorkommen können, die bei entsprechend disponierten Tieren allergische Reaktionen hervorrufen können, mit den oben aufgeführten Symptomen.

Bei Tieren hat man auch allergische Reaktionen auf unterschiedliche Pollen festgestellt, die über die subkutane spezifische Immuntherapie häufig erfolgreich therapiert werden konnten.
Doch die wichtigsten Allergene stellen für die Tiere die Vorrats- und Hausstaubmilben dar. Man meint sogar, dass die Hausstaubmilbe *Dermatophagoides farinae* eine größere Bedeutung als die Hausstaubmilbe *Dermatophagoides pteronyssinus* hat. Das trifft für den Menschen nicht so zu. Da sind sie auf Grund der Kreuzreaktion als gleichwertig anzusehen.
Ob es wie beim Menschen auch bei Tieren Atopiker gibt (d.h. die Allergie wird vererbt) kann noch nicht gesagt werden.

In Deutschland werden allein 5 Millionen Hunde gehalten und davon sind ca. 10% Allergiker.
Bedenken Sie einmal, was ein Pferd kostet, das unbehandelt durch die Allergie bei Rennen ausfällt, ganz abgesehen von dem Leid der Tiere, das sie durch die Allergie, wie Menschen, ertragen müssen.
Allergie und Tiere – noch viele offene Fragen.

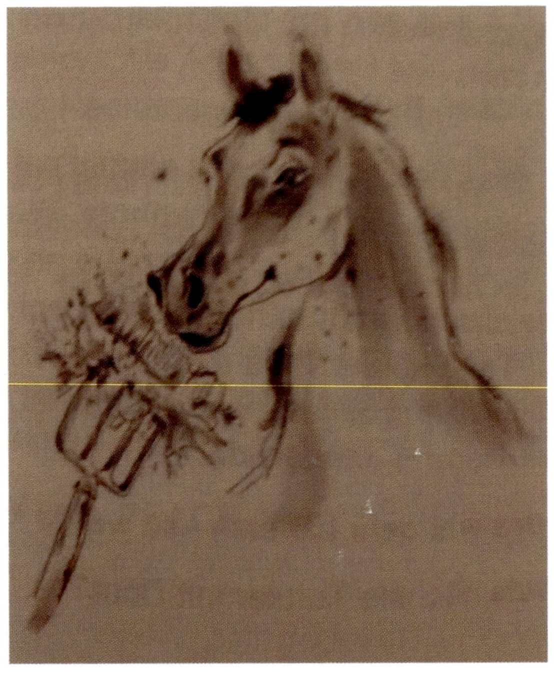

Labormethoden

Einzelne Methoden der Protein- und Biochemie sollen kurz erwähnt werden. Vertiefend dazu empfehlen wir Ihnen entsprechende Fachbücher wie z.B. Allergologie für Einsteiger, Dustri Verlag, R. Wahl, A. S. Rodrigues.

Die meisten Allergene sind Proteine (Eiweißstoffe)

Zur Bestimmung der Proteinkonzentration erfolgt eine Proteinbestimmung. Diese erfolgt überwiegend nach der modifizierten Lowrymethode nach Bensadoun und Weinstein oder über den sehr einfachen Dye Binding Assay.
Zur Durchführung beider Methoden wird wenigstens ein Fotometer benötigt.

Die Proteinbestimmung sagt nichts über die allergene Aktivität eines Allergen- oder Allergoidextraktes aus. Das erfolgt über den EAST (Enzym-Allergo-Sorbent-Test)-Hemmtest. Damit kann eine Aussage über die allergene Aktivität des Extrakts getroffen werden.

Ein Allergenextrakt besteht aus vielen Proteinen unterschiedlicher Molekulargewichte. Die Molekulargewichte werden über die SDS (Sodium Dodecyl Sulfat)-PAGE (Polyacrylamid Gelelektrophorese) bestimmt. Im elektrischen Feld werden die Proteine nach ihren Molekulargewichten aufgetrennt. Durch den Vergleich zu einem aufgetrennten Markerprotein wird den Proteinen das entsprechende Molekulargewicht zugeteilt.

Auch können die Proteine nach ihren isoelektrischen Punkten über die IEF (Isoelektrische Fokussierung) charakterisiert werden. Die IEF hat im Rahmen der Standardisierung und Charakterisierung von Allergenextrakten nicht den Stellenwert und die Aussagekraft wie die SDS-PAGE.

Westernblot

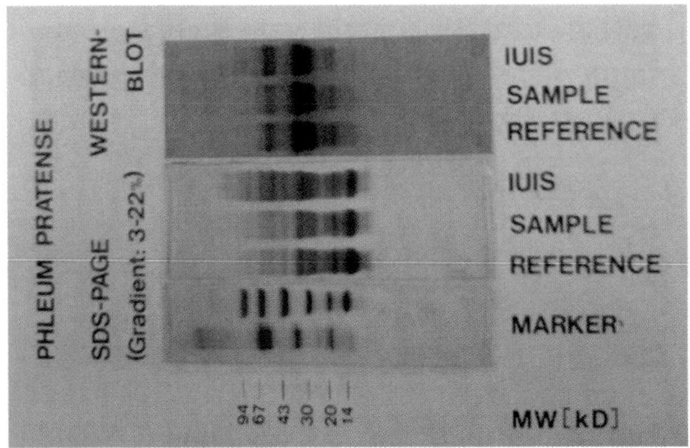

Die SDS-PAGE stellt die Grundlage zum Westernblot dar. Darüber wird das Allergenmuster bestimmt.

Kurz:
Nach Durchführung der SDS-PAGE erfolgt eine Inkubation mit einem entsprechenden Allergikerserum, z.B. Auftrennung eines Gräserpollenallergenextrakts, Einsatz Gräserpollenallergikerseren im Westernblot. Deren spezifische IgE-Antikörper binden sich an die Proteine, die auch Allergene sind. So kann, nach weiteren Schritten, mit einer einfachen Technologie ermittelt werden, welche Proteine auch Allergene sind, die für den Patienten relevant sind. Denn nicht immer sind Proteine eines Allergenextrakts auch Allergene.

Der Westernblot spielt eine große Rolle zur Bestimmung von Haupt-, Intermediär- und Minorallergenen im Allergenextrakt.
Beispiel: Ein Hausstaubmilben-*Dermatophagoides pteronyssinus*-Allergenextrakt wird im elektrischen Feld nach seinen Molekulargewichten aufgetrennt. Dann erfolgt eine Inkubation mit wenigstens 10 entsprechenden Allergikerseren. Über weitere Schritte kann dann festgestellt werden, welche der Proteine Haupt-, Intermediär-, und Minorallergene sind.
Hauptallergen heißt:
> 50% der Allergiker*innen sind auf das entsprechende Allergen sensibilisiert,
25 – 50% ist gleich ein Intermediärallergen,
< 25% ein Minorallergen.
So wird das Allergogramm erstellt.
Bei der Birke ist Bet v1 das Hauptallergen.

Quantifizierung (Beispiel)

Durch Verwendung eines sogenannten Sandwich-ELISAs unter Einsatz monoklonaler Antikörper kann dieses Allergen, hier Bet v1, im Gesamtbirkenpollenallergenextrakt quantifiziert werden.
Das ist eine wichtige Information zur Standardisierung dieses Birkenpollenallergenextrakts.
Es handelt sich um die neueste Methode, die im Rahmen der Standardisierung und Charakterisierung von Allergenextrakten eingesetzt wird.

Labor

Ein entsprechend ausgerüstetes Labor wird benötigt, mit den entsprechenden Materialien und Gerätschaften.
Überwiegend handelt es sich um Methoden, die in der Proteinchemie eingesetzt werden und den Fragen der Allergie angepasst wurden.
Proteinchemiker werden sich schnell in der Allergieforschung auf Laborbasis zurechtfinden und sehen, wie faszinierend die Allergieforschung ist.
Zu vielen Fragen zur Allergie, auch aus Laborsicht, hat z.B. das Paul Ehrlich Institut sehr hilfreiche Bücher herausgegeben, die als weiterführende Literatur zu empfehlen sind.
Aber von anderen Wissenschaftlern*innen und Arzt und Ärztinnen wurden nicht nur zu dieser Thematik lesenswerte interessante Bücher veröffentlicht.

Biogene Amine

Die biogenen Amine sind besonders bei der Prick zu Prick-Testung zu berücksichtigen, d.h. der Allergologe*in geht mit der Pricknadel z.B. in die Tomate und dann an die Haut des*r Patienten*in.
Wenn z.B. die Tomate biogene Amine (s. Tab.) enthält, kommt es zu einem falsch positiven Hauttest-Ergebnis.

Abb: Formel Histamin

Das muss bei der Prick-zu-Prick Testung immer beachtet werden.
In kommerziell erhältlichen Nahrungsmittel-Pricktestlösungen wurden die biogenen Amine durch die Dialyse/Diafiltration aus dem Extrakt entfernt. Somit kann kein falsch positives Hauttest-Ergebnis bei der entsprechenden Testung auftreten.

Biogene Amine in Lebensmitteln (Auszug)

Lebensmittel	Gehalt mg/kg	Lebensmittel	Gehalt mg/kg
Histamingehalte		Tyramingehalte	
Verdorbener Fisch	2000 – 5000	Fisch	0 – 500
Tilsiter Käse	370	Käse	0 – 950
Emmentaler Käse	0 – 2000	Bananen	7 – 11
Salami	0 – 280	Sauerkraut	20 – 95
Hefeextrakt	Bis 2000	Schokolade	0 – 25
Rotwein	0 – 22 mg/l	Hefeextrakt	66 – 2260
Weißwein	1 – 5 mg/l	Wein	0,4 – 3,6 mg/l
Tomaten	20	Tomaten	4
Sauerkraut	0 – 100		
Serotoningehalte			
Bananen	23 – 78		
Tomaten	12		

Allergenextraktherstellung

Zum Abschluss haben wir den Ablauf (Fließdiagramm) dargestellt, wie ein Allergenextrakt hergestellt werden soll. Entsprechende Gerätschaften und ein Labor müssen dafür vorhanden sein. Die Rohstoffe, wie z.B. Pollen, können Sie zum Beispiel von der Firma Allergon in Engelholm, Schweden bekommen.
Ein so hergestellter Allergenextrakt kann für In-vivo- und In-vitro-Zwecke eingesetzt werden.
Stabilität
Besonders lange stabil ist der Allergenextrakt, wenn er lyophilisiert (gefriergetrocknet) bei –20 °C gelagert vorliegt. Dann ist er mindestens 10 Jahre stabil.
Man sollte ihn in den gewünschten Portionen lagern.

Die meisten Allergene bestehen zu ca. 95% aus wasserlöslichen Proteinen. Somit werden zur Allergenextraktherstellung auch wässrige salzhaltige Lösungen eingesetzt. Die Allergenextraktherstellung verläuft in mehreren Stufen.
Den Grundstock für die Herstellung eines qualitativ hochwertigen Extrakts stellt der Rohstoff dar. Die wichtigsten Rohstoffe werden heute im industriellen Maßstab von entsprechend darauf spezialisierten Firmen hergestellt.
So werden die Milben natürlich nicht aus dem Hausstaub gewonnen, da sie dort mit verschiedenen Substanzen des Hausstaubs zu sehr kontaminiert wären, sondern sie werden auf bestimmten Medien gezüchtet.
Bei der Rohstoffherstellung ist es sehr wichtig, dass der Rohstoff nicht mit Fremdmaterial verunreinigt wird.

Allergenrohstoff

↓

Extraktion

↓

Rohextrakt

↓

Klärung durch Zentrifugation und Filtration

↓

Geklärter Extrakt

↓

Diafiltration (Dialyse)

↓

Partiell gereinigter Extrakt

↓

Sterifiltration

↓

Gefriergetrockneter Extrakt

↓

Herstellung der Produkte zur In-vivo und
In-vitro Diagnose und Therapie

Allergie poetisch

Pollenflug Blütenstaub
darauf Allergie gebaut
grünes Gras nicht buntes Blatt
macht im Juni einen matt.

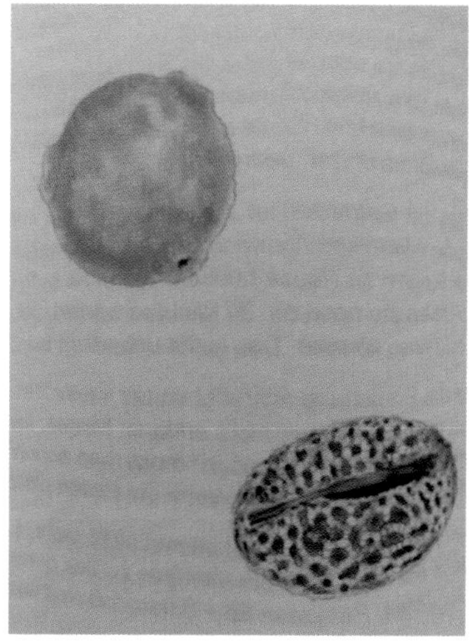

Katzenhaar Milbenkot
frisches Mehl neues Brot
lassen gehn den Atem schwer
freie Luft die hätt man sehr.

Fenster offen auch im Mai
so etwas man sehnt herbei
Milch und Ei ohne Nein
so sollte es immer sein.

Latex-Handschuhe auch beim Putzen
gerne würd man sie benutzen
keine Angst vor verstecktem Allergen
beim Essen entspannt zurück lehn

Nicht befürchten fehlende Luft
was sofort nach dem Inhaler ruft
schlafen nur im Überzug
von Milben Pollen man hat genug.

In der Natur frei rumspringen
nicht das Lied der Allergie singen
kein IgE kein Serum Test
dem Allergen will man geben den Rest.

Mit Spritzen Tabletten und Beratung
man ist in großer Erwartung
ein Jahr zu leben wie jedermann
eine Frage aber wann?

Vieles wurd schon ausprobiert
wenig dabei ist passiert
die Spritze brachte Linderung auf Zeit
Atemnot war plötzlich weit.

Welche Wege werden wir gehn
um diese Erkrankung besser zu verstehn
müssen forschen müssen testen
alle Produkte nur vom Besten.

Wird die Gentechnik den Weg uns zeigen
wird es geben einen langen Reigen
von Tests mit vielen Fragen
die Antwort wird die Zeit uns sagen.

Acarazide vernichten die Mite
für diese Produkte ist es wirklich Zeit
super einfach kann man sie verwenden
ja die Milben sind auch in Hemden.

Vielleicht mit der Natur besser arrangieren
um zu lernen diese richtig zu kapieren
leicht gesagt ist so etwas laut
wenn einem nicht selbst juckt die Haut.

Dem Allergiker wird die Welt zu klein
bestimmte Dinge dürfen für ihn nicht sein
so gut es geht sind sie zu meiden
das Wie muss jeder für sich entscheiden.

Zu den Autor*innen und der Zeichnerin

Dr. Rüdiger Wahl

ist von der Allergie noch so fasziniert wie von dem Tag an, wo er im Oktober 1980 bei einer sehr großen Allergiefirma in der Nähe von Hamburg (Reinbek), nach der Promotion zu Dr. rer. Nat. abgeschlossen hatte, in der Forschung und Entwicklungsabteilung seine Arbeit antrat.
Hier nur kurz, mehr können sie über seine Webseite www.allergie-experte-und-poet.de entnehmen.
Er hat in nationalen und internationalen Journalen über 200 Arbeiten veröffentlich in Deutsch und Englisch.
Für seine Innovation INA (individuelle native Allergie Diagnostik) bekam er auf dem Deutschen Allergiekongress in München 2012 den ersten Preis.
Er verfügt über 40 Jahre Erfahrung auf dem Gebiet der Allergie, war viele Jahre Mitglied des CIA (Collegium Internationale Allergologicum) und hat wohl während seiner Laufbahn an die 600 Vorträge auf Kongressen und vor Ärzten und Ärztinnen gehalten, in deutscher und englischer Sprache.
Bis zum heutigen Zeitpunkt hat er sechs Allergiebücher geschrieben. Sein erstes Allergiebuch „Allergie ganz einfach“ wurde ins Englische und Polnische übersetzt.
Nun liegt Buch Nr. 7 vor: „Allergie kompakt“. Die Allergie lässt ihn nicht los, dazu ist das Gebiet viel du faszinierend. Für ihm.

Website: www.allergie-experte-und-poet.de

Dr. rer.nat Margrit Fooke-Achterrath

Nach dem Studium der Biologie, Chemie und Physik an den Universitäten Marburg und Bonn arbeitete ich einige Jahre als wissenschaftliche Assistentin an 2 Universitäts-Instituten und anschließend als Labor Manager in 2 privaten Immunologischen Laboren, bevor ich 1987 mit dem Aufbau eines eigenen Unternehmens startete. Ich verfüge mittlerweile über eine mehr als 30-jährige Erfahrung in der In-vitro-Labor-Diagnostik und Entwicklung von innovativen Testsystemen. Seit 1990 bin ich Geschäftsführer des Unternehmens. Wir vertreiben unsere Produkte national und international.
Allergie In-vitro-Diagnostik war von Anfang an mein ganz besonderes Steckenpferd und wurde in den vergangenen Jahren zusammen mit unserem hochqualifizierten Mitarbeiterteam weiter ausgebaut.
1995 wurde das Unternehmen um die Bioanalytik Abteilung, die sich mit mikrobiologischer Auftragsanalytik, welche sich mit der Durchführung und Auswertung von mikrobiologischen Prüfungen von Lebensmitteln (Fleisch und Fleischerzeugnisse, Eis, Eier und Eiprodukte, Wasser und kosmetische Mittel) befasst, erweitert.

Anjetta Friebel

Mit der Künstlerin und Zeichnerin Anjetta Friebel arbeitet Dr. Wahl jetzt schon am dritten Buch zusammen.
So hat sie z.B. in dem ersten gemeinsamen Buch „Faszination Allergologie“, das im Dustri-Wissenschaftsverlag im Januar 2022 erschienen ist, viele Geschichten mit ihren schönen Zeichnungen bereichert.
Sie arbeitet als Kunstpädagogin. Neben ihrer Tätigkeit als Zeichnerin ist sie auch noch Musikerin und Sängerin in der Band „Princess Killah“.
Wie Herr Dr. Wahl kommt sie aus Hamburg und liebt wie er die Alster.

Schlusswort

Wir hoffen das Sie nun all die Informationen nach Lektüre des Buches erhalten haben, die zum Gebiet der Allergie, besonders der Typ-I Allergie (IgE-mediiert), wissenswert sind.
In unserem ersten gemeinsam erstellten Buch haben wir all unser Wissen, über 40 Jahre Erfahrung auf dem Gebiet der Allergie, eingebracht.
Die Beschäftigung mit der Allergie fasziniert uns immer noch genauso, wie als wir zum ersten Mal mit der Thematik konfrontiert wurden.
Was sagte Herr Professor Dr. med. Erich Fuchs, ein wunderbarer Mensch und Allergologe: „Jeder muss die Fackel weitergeben".
Genauso ist es.
Lassen Sie sie noch sehr lange brennen und stecken viele andere an, mit der Begeisterung zu diesem doch so spannenden Gebiet, wo oft auch detektivischer Spürsinn gefordert wird.

Herzliche Grüße
Dr. Rüdiger Wahl *Dr. Margrit Fooke*

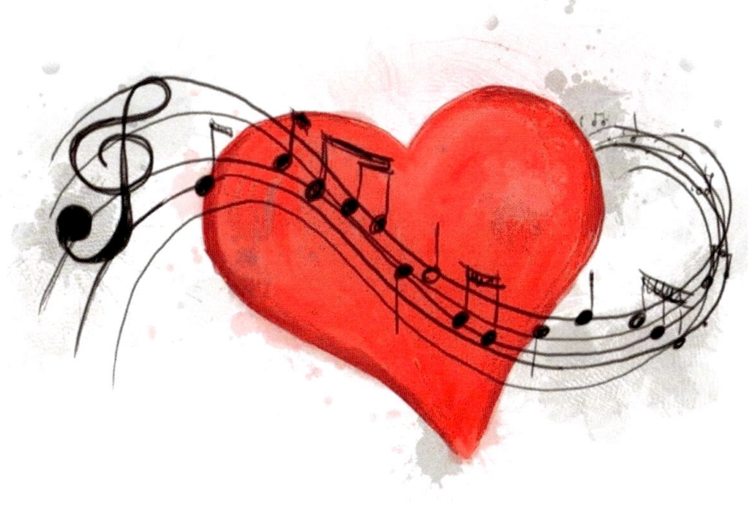

Wir möchten uns bei dem so faszinierenden Gebiet der Allergie bedanken da es bis zum heutigen Tag unsere große Passion ist.

Dr. Rüdiger Wahl und Dr. Margrit Fooke

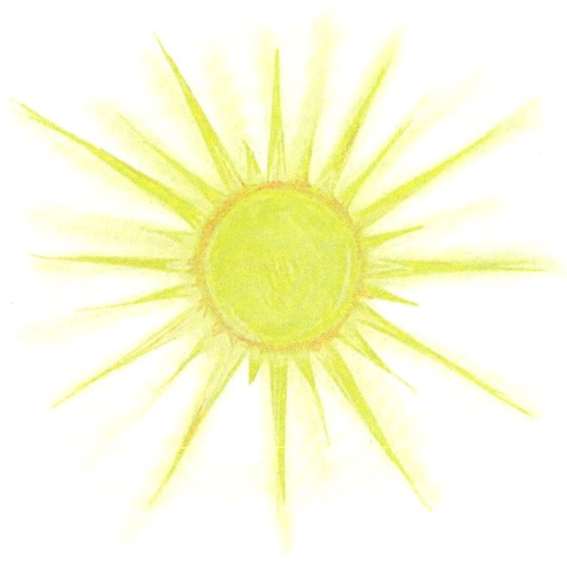

Index

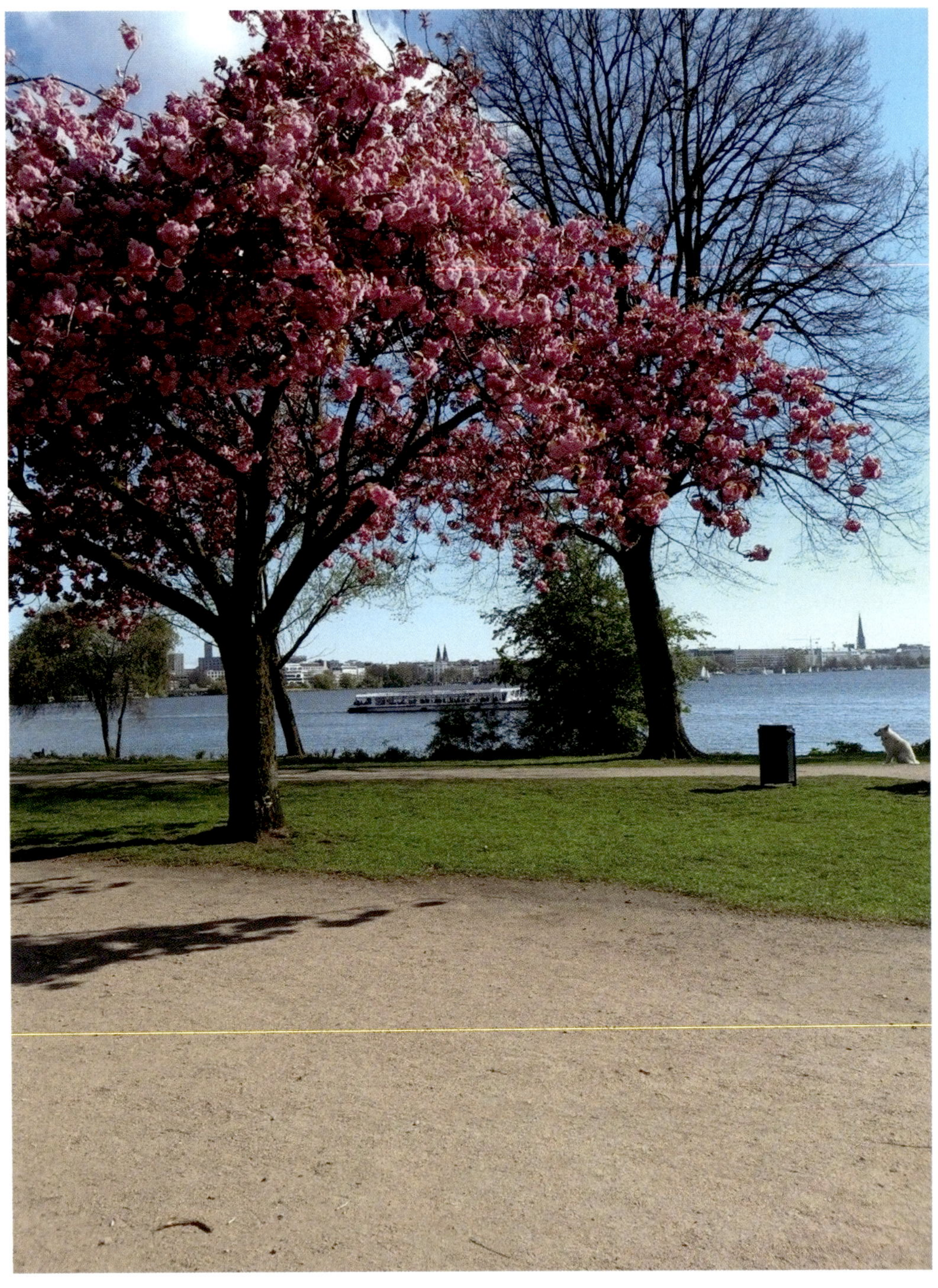